歯科医院でみる

口腔がん

早期発見ガイドブック

白砂兼光 編著

医歯薬出版株式会社

編　集：白砂兼光（九州大学名誉教授）

執　筆：白砂兼光
　　　　杉浦　剛（九州大学歯学部講師）

This book was originally published in Japanese
under the title of :

SHIKAIIN-DE MIRU KŌKŪGAN SŌKIHAKKEN GAIDOBUKKU
(Guide Book on How to Diagnose Oral Cancers)

Editor :
SHIRASUNA, Kanemitsu
　Professor Emeritus, Kyushu University

© 2012　1st ed.
ISHIYAKU PUBLISHERS, INC.
　7-10, Honkomagome 1 chome, Bunkyo-ku,
　Tokyo 113-8612, Japan

序

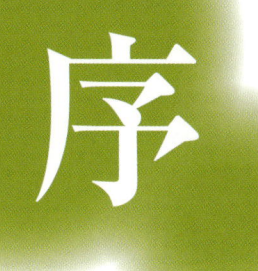

　わが国のがんによる死亡者は，1981年から死因のトップとなり，2007年には33万人を超えた．これは全死亡者の3割を占めるもので，さらに増加を続けている．2006年6月には「がん対策基本法」が成立した．基本法の第一の施策に「がんの予防および早期発見の推進」があげられている．

　口腔がんは，1975年の2,100名から2005年で6,900名に増加，2015年では7,800名と予想されている．これは，がん全体の1～2％で，頭頸部癌の約半数にあたる．なお，がん登録制がいまだ徹底されていないので，口腔がんの罹患数は実際にはもっと多い可能性もある．

　口腔がんは国民に認識されておらず，単なる口内炎と思っていたという患者が多い．しかしながら，がんの発見が遅れると，治療が困難となり，生命を脅かす結果となる．治療ができたとしても，手術に加えて放射線照射や抗がん薬投与を組み合わせた集学的治療を余儀なくされる．救命されたとしても拡大手術，放射線，化学療法の合併症や後遺症に苦しむ結果となる．

　歯科医師や歯科衛生士は常時，口腔内を診察しており，口腔がんを含む口腔疾患の発見者となる機会が多い．事実，専門病院に紹介されてくる患者の大多数は歯科医院からの紹介である．しかし，早期の段階で紹介されてくる頻度は必ずしも高いとはいえない．

　喜ばしいことは最近，口腔がんは齲蝕，歯周病に次ぐ第3番目の口腔疾患であるとの認識をもち，歯のみならず口腔粘膜を観察する歯科医師が増加してきたことである．さらに，がん対策基本法施行以来，一部の地区の歯科医師会では口腔がん検診が行われるようになってきた．しかしその中で，口腔がん検診での診断に不安感を訴える声も聞く．検診とは，ある集団から異常者をふるい分けることであり，確定診断に至る必要はない．特定の疾患の診断はその後の精密検査（二次検診）に委ねられる．

　本書は，歯科医師や歯科衛生士が通常診察において口腔がんを含む口腔粘膜疾患の診断に有用な診察法や診断ポイントを記載したものである．また，口腔がんや口腔粘膜検診にも活用できるよう編集した．

2012年1月

白砂兼光

早期発見に勝る治療法はない

著者は40年間,大学病院で口腔がんの治療に専念してきた.口腔外科に入局当時,55%程度だった口腔扁平上皮癌(以下,口腔癌)の5年生存率は,今日では80%以上になっている.治療成績の向上は安全な全身麻酔,再建術の発達などから拡大手術が可能になったことによる.かつては手術に適応なしとされた症例も,拡大手術によって救命されている.しかし,進行癌では切除範囲が大きくなり,術後,咀嚼・嚥下などの口腔機能が著しく損なわれる.そのような症例では口から食事をとることも不能となり,胃瘻による経腸栄養や長期間あるいは半永久的な気管切開による呼吸管理を必要とすることもある.転移の頻度も高くなり,手術に加えて放射線照射や抗がん薬投与を組み合わせた集学的治療を余儀なくされ,救命されたとしても合併症や後遺症に苦しむ結果となる.治療法がいかに進歩しようとも,癌の早期発見に勝る治療法はない.

癌の進行度(病期)の診断は,治療を開始する前に,必ずしなければならない重要事項である.口腔癌の病期の診断は国際対がん連合UICCのTNM分類に従う(**p82,参考資料3**).Tは原発腫瘍の大きさ,Nは所属リンパ節転移の状態,Mは遠隔転移の有無である.TNMの組み合わせによってStage(病期)Ⅰ〜Ⅳが決定される.著者が行ってきた最近の治療結果でみると,5年生存率はStageⅠで91.8%,StageⅡで88.9%,StageⅢで83.0%,StageⅣは67.5%である.病期が進むに従って生存率は低下し,患者のQOLも低下する.

口腔癌患者が直接大学病院を受診することは少なく,ほとんど(約90%)が,紹介されて来院する.**表1,2**はかつて著者が勤務した大阪大学と,その後勤務した九州大学での口腔癌患者の初診状況を示したものである.年代,地域は異なるが,両者とも内科など医科からの紹介は15%であり,約75%は歯科医からの紹介であった.開業医から直接か,病院歯科を経たかの差こそあれ,両施設とも,約75%の口腔癌は歯科医師から紹介されていた.しかし,早期の病期で来院した症例は必ずしも多いとはいえない.表のAとBとが時代を反映しているとみれば,StageⅠ(転移のない2cm以内の癌)症例は24%から30%に増加し,StageⅢやⅣの進行癌は45%から35%に減少しているとも解釈できる.口腔癌の発見が多少は早期に向かっているにせよ,来院する1/3が進行癌である現状は満足すべき状況でなく,さらなる改善が求められる.

表1 紹介医別患者数

紹 介	A	B
な し	23 (10%)	64 (10%)
医 科	32 (14%)	90 (15%)
病院歯科	75 (33%)	104 (18%)
歯科開業医	97 (43%)	338 (57%)
総 数	227 (100%)	594 (100%)

表2 口腔癌新鮮症例 Stage 分類

病 期	A	B
Stage Ⅰ	38 (24%)	99 (30%)
Stage Ⅱ	48 (30%)	120 (36%)
Stage Ⅲ	43 (27%)	47 (14%)
Stage Ⅳ	30 (19%)	65 (20%)
総 数	160 (100%)	331 (100%)

A:大阪大学第一口腔外科症例(1986〜1992年)
B:九州大学顔面口腔外科症例(1996〜2009年)
Stage(UICCのTNM)分類は時代とともに改訂される.
Stageは初診時に決定するので各症例は当時の分類に従っている.

症例1　28歳　男性

白板症？ それとも初期癌？
単純切除によって何の障害もなく治癒

現病歴：平成10年6月末，某歯科を受診した際，舌の白板症を指摘され，紹介にて大学病院に来院した．

主訴：舌の白斑

現症：右側舌縁から口腔底粘膜にかけて厚さの異なる大小さまざまな複数の白斑をみとめた．比較的大きな（13×16 mm）白斑（図1A）はやや隆起し，中央に線状の陥凹がみられ，周囲には紅斑と小さな白斑がみられた．

　顎下部と頸部の触診および画像所見において，所属リンパ節や肺に転移をみとめなかったが，試験切除の病理組織検査所見は初期浸潤癌を示した．

診断：右側舌扁平上皮癌（T1N0M0）（原発腫瘍は2 cm以下で，所属リンパ節転移なし，遠隔転移なし）

治療および経過：平成10年8月，局所麻酔下，舌の部分（図1B）切除術を行った．切除した癌部は深さ15 mm，白板症部は5 mmであった．創部はテルダーミス真皮欠損用グラフトにてタイオーバー（包帯）した．

　切除面積が広かったため，術後1か月目（図1C）では舌縁の変形があったが，1年後では左右対称の形態となり，動きも全く問題なかった．術後5年を経過した時点でも，再発や転移なく経過良好である．

症例解説：初期癌で，単純な切除によって口腔機能障害もなく治癒した症例である．白板症と診断し，早期に専門医を紹介した歯科医の功績は大きい．白板症は前癌病変（p66参照）として知られており，専門医に早期に紹介することは重要である．とくに，舌縁の白板症は癌化の頻度が高く，すでに初期癌になっている症例も多い．この症例では白斑のみならず紅斑を伴っており，陥凹や隆起をみとめ，色調，形ともに不均一であり，すでに癌化していると思われた．紅斑混在型で，隆起を伴う不均一な白板症は初期癌の可能性が高い（詳細はp42で記載）．よくみると，舌下面から口腔底にかけ非常に薄い白斑をみとめた．浸潤は浅いが広範囲に進展する表在性の舌癌（詳細はp32で記載）では，周囲に上皮異形を伴う白斑が存在することが多い．周囲の上皮異形成部を残し，癌部のみを切除すると，術後，しばしば再発がみられる．ルゴール不染部位は上皮異形成の可能性がある（p74〜76参照）．

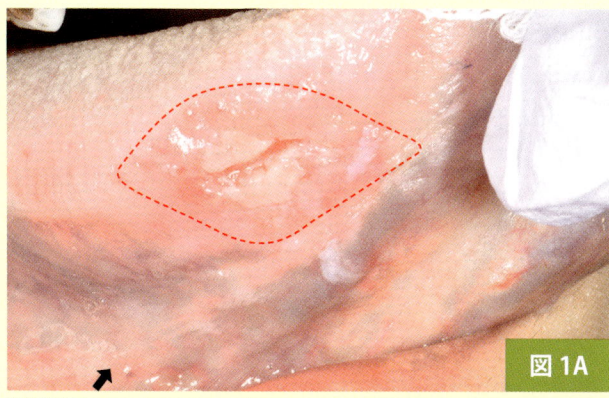

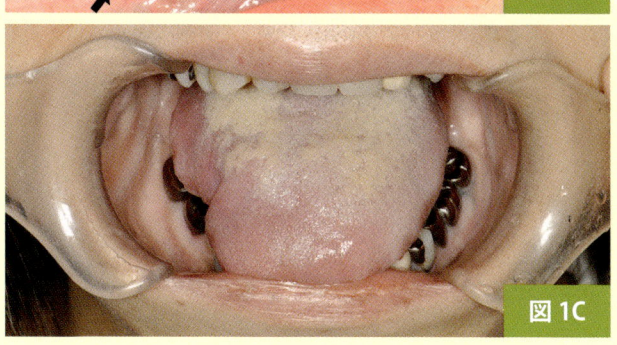

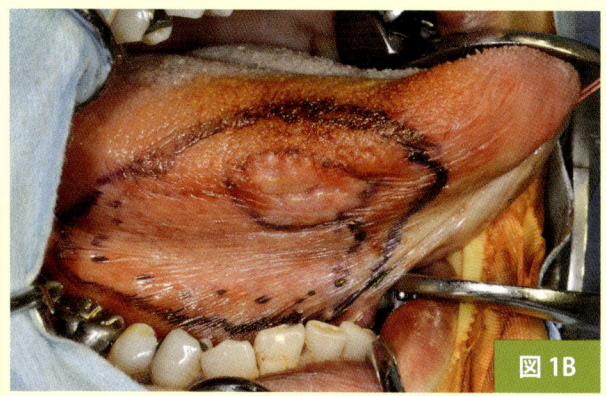

図1A　初診時．右側舌縁から口腔底粘膜にかけて厚さの異なる大小さまざまな複数の白斑をみとめる．前方白斑は周囲に紅斑を伴い，やや隆起し，白斑の中央部は陥凹している．点線は癌部の境界を示す．舌縁から口腔底に移行する薄い白斑（→）に注目（図1Bのルゴール不染部と一致）．

図1B　手術時．切開線の設定（ルゴール染色後）．前方の内側線は癌部の境界を示す（図1Aを参照）．外側の線は切開線を示す．ルゴール染色されない白斑部（点線でマークした口腔底粘膜から舌縁にかけて）は上皮異形成が疑われる．癌部は深さ15 mm，白板症部は5 mmで切除した．

図1C　術後1か月時．舌縁の変形がみとめられるが，1年後には左右対称となった．

症例2　43歳　男性

舌縁の「潰瘍，しこり」は要注意
内向性に増殖する致命的な舌癌の症状

現病歴：平成17年6月，右舌縁部の小さな潰瘍に気づいた．痛みはなかったが潰瘍が治癒しないので，5日後，某歯科を受診した．口内炎の診断を受け，ケナログの塗布を指示された．潰瘍は多少の改善，悪化を繰り返し，結局，約6か月間，ケナログの塗布を継続していた．その後，徐々に舌の動きが悪くなってきたため，平成18年1月，大学病院を受診した．

主訴：舌運動障害

現症：舌は変形し，前方突出は十分でなく，右側に偏位した（図2A）．右側の舌縁から口腔底にかけて陥凹をみとめ，同部に明らかな硬結を触れた（図2B）．硬結は舌前後径42 mm，左右径28 mm，舌正中部まで，口腔底深部に及んでいた．

触診，CT，超音波エコー検査において所属リンパ節に転移をみとめなかった．胸部X線検査において肺転移の所見はなかった．病理組織検査で扁平上皮癌（浸潤様式IV型）と診断された．

診断：舌扁平上皮癌（T3N0M0）（原発腫瘍は4 cmを超える，所属リンパ節転移なし，遠隔転移なし）

治療および経過：ただちに入院させ，化学療法（ブレオマイシン，計90mg）と放射線外部照射（計22Gy）の併用療法（術前治療期間，3週間）を施行した．

平成18年3月（術前治療3週後），気管切開，全身麻酔下にて顎下部郭清術，舌半側切除術，前腕皮弁再建術を行った（図2C, D）．術後経過良好にて，気管カニューレは3週後に抜去，1か月後には経口摂取が可能となり，同年5月に退院（図2E）した．

経口抗癌薬TS-1を投与し，外来にて経過観察していたところ，同年9月，右頸部リンパ節に転移をみとめ，ただちに入院させ，右側全頸部郭清術を行った．術後放射線治療を追加した後，11月はじめに退院した．

さらに経口抗癌薬TS-1を投与し，外来にて経過観察をしていたが，翌年4月，反対側への再発，頸部リンパ節転移をみとめ，肺転移も確認された．腫瘍の増殖は速く，自発痛も現れた．緩和ケアを行っていたが，8月永眠となった．

症例解説：口内炎という診断で6か月間にわたりケナログ塗布を受けていた症例である．一次治療後，リンパ節転移，再発，さらに肺転移を経て結局，不幸な転帰をとった．

歯科受診時の症状の詳細は不明であるが，小さな潰瘍があったという．口腔粘膜のターンオーバー（細胞の入れ替わる時間）は4～6日で，皮膚の1か月に比べて短い（p4「口腔粘膜」参照）．口腔粘膜は短期間で新しい組織に変わるので，傷も短い時間で治癒する．もし，潰瘍が長期にわたって治癒しないということがあれば異常である．1週間以上，潰瘍が改善しない場合は専門医の診察が必要である（p12「潰瘍」参照）．

本症例では病院受診時，潰瘍はなく，しこり（硬

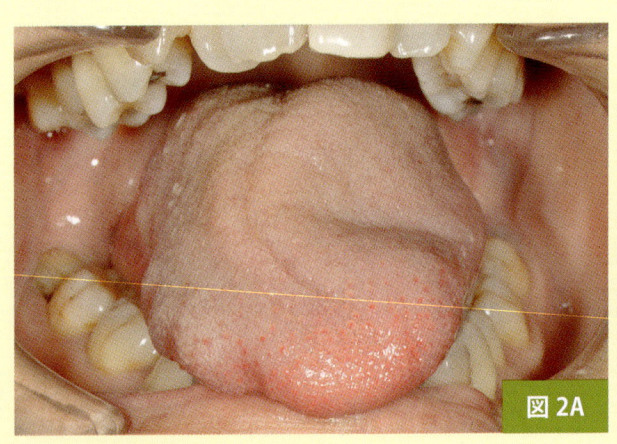

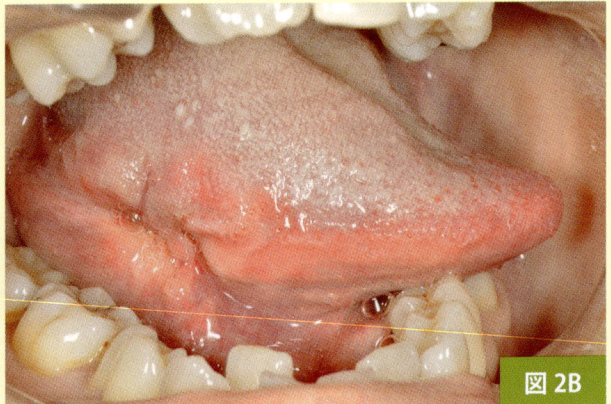

図2A　初診時．舌は変形し，動きが悪い．
図2B　初診時．舌縁から口腔底にかけ，瘢痕様に収縮した深い硬結を触れる．

結）が主症状であった．これは内向性増殖様式を示す舌癌の特徴である（p33に詳細記載）．病理組織学的には，浸潤の様式（しかた）はⅠ～Ⅳに分類されるが，内向型は浸潤様式Ⅳ型を示す．この型はもっとも浸潤度が強いので，術後，再発や転移をしばしば来たす悪性度の高い癌である．本症例のように不幸な転帰をとることが多い．6か月間放置されていたので，初診時すでに検査ではみえない小さな転移がすでに存在していたかもしれない．

　本症例では舌の半側切除術が行われたが，結果的には反対側を含めた拡大手術が必要であったのかもしれない．現在は移植による再建術が行われるため，かつてのような重篤な術後の審美障害や機能障害は少なくなったが，切除範囲の大きさに応じて障害度が増す．舌切除でもっとも影響を受けるのは嚥下機能で，拡大手術後，気管カニューレが挿入される．舌半側切除であれば，気管切開を必要としない場合もある．気管切開を行っても，気管カニューレは通常1か月以内に抜管される．しかし，半側以上の切除では，気管カニューレの抜管や経管（胃管や胃瘻）による流動食摂取が長期化する．手術の時期が遅れ，腫瘍が大きくなると，切除量が大きくなり，術後の口腔機能は著しく損なわれる結果となる．

　本症例では術後のQOLを考慮して，舌半側切除を選択し，再発予防のため，術前，術後の化学・放射線併用療法を加えた．しかし，結果的には効果を示さず，再発，転移を生じ，不幸な転帰をとった．

　早期発見，早期治療に勝る治療法はなく，これは命を守るのみならず，治療後のQOLを維持するために，きわめて重要である．

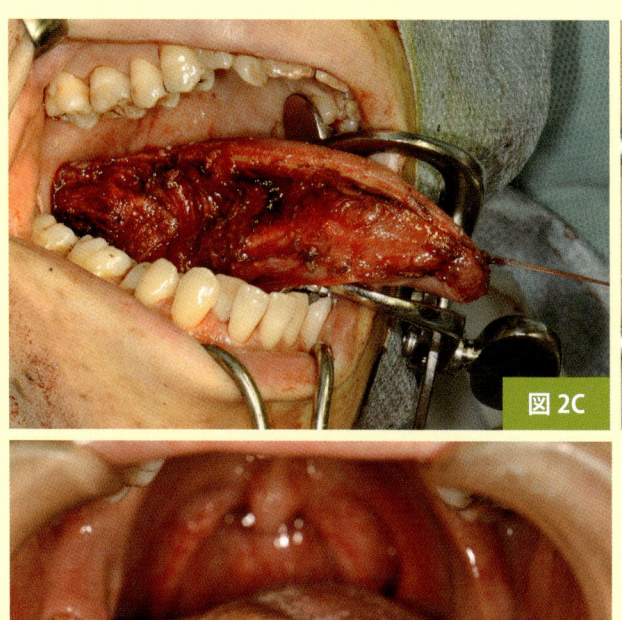

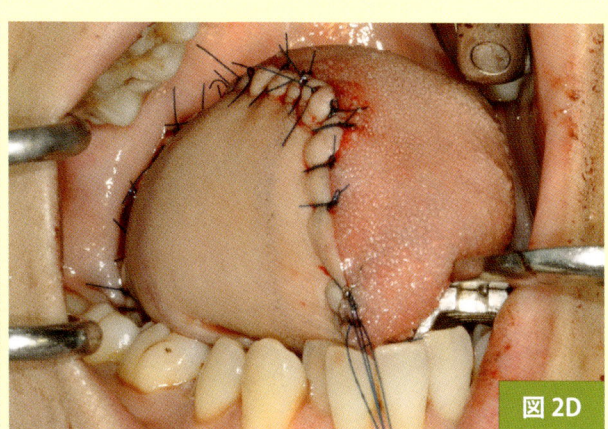

図2C　舌半側切除時．
図2D　舌切除後，前腕皮弁にて再建．
図2E　退院時．

症例3　**70歳**　**男性**

抜歯後の治癒不全は歯肉癌のサイン
顆粒状，肉芽様腫瘤の有無をチェック

現病歴：平成13年9月末，8⏌の咬合痛を覚えた．10月はじめ，某歯科を受診したところ，智歯周囲炎の診断のもとに，8⏌の抜歯が行われた．しかし，抜歯後の治癒は不良で，抜歯窩から肉芽様組織の増生がみとめられ，抜歯3週後には右下唇の知覚麻痺が出現したという．抜歯窩の洗浄，抗菌薬，鎮痛薬の投与を受けるも，症状に改善がみられず，11月末，紹介により大学病院口腔外科を受診した．

主訴：右側下口唇麻痺，8⏌抜歯後治癒不全

現症：8⏌抜歯窩部は骨欠損が著しく，同部は肉芽様組織によって満たされていた．その周囲（7⏌頰側歯肉から後臼歯部にかけて）にび漫性腫脹があり，底部に硬結を触れた（**図3A，B**）．腫脹の前後径37mm，頰舌的幅29mmであった．

患者は右側下口唇麻痺を訴えており，右側顎下部に腫大した（2.5×3.0cm大）リンパ節をみとめた．

X線所見にて8⏌部歯槽骨の欠損像をみとめた（**図3C**）．CTおよび超音波エコーにて顎下および上深頸部にリンパ節転移を確認し，病理組織学的検査で扁平上皮癌の所見をえた．

診断：下顎右側歯肉扁平上皮癌（T4N2bM0）〔原発腫瘍の浸潤が下顎管（下歯槽神経）に達している，患側の所属リンパ節に複数の転移がある，遠隔転移なし〕

治療および経過：12月初旬から3週間，放射線外部照射，計30Gyを行った．

翌年1月中旬，右側全頸部郭清術，下顎区域切除術，金属プレートによる顎再建および前腕皮弁による軟組織再建術を行った（**図3D, E**）．術後経過良好で，3月末，退院した．術後6年を経ても（**図3F**），再発や転移はなく，健在である．

症例解説：この症例は幸い，良好な経過をたどっているが，初期の診断に問題があったように思う．下顎右側智歯の動揺を主訴として歯科医院を受診しているが，経過からみて歯科医院受診のとき，すでに歯肉癌があったと推察される．そのときの詳細な症状は不明

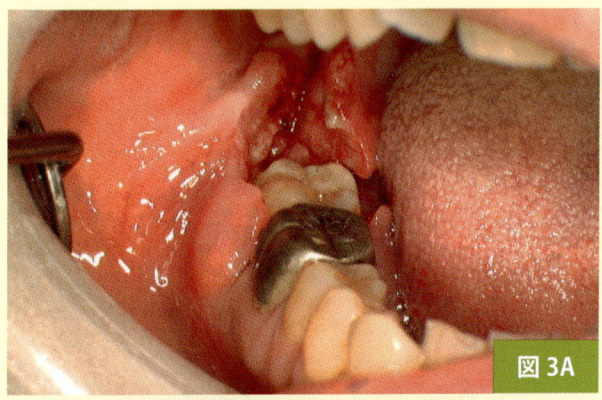

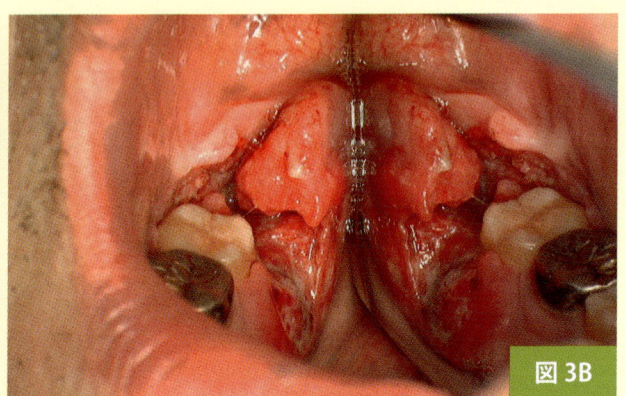

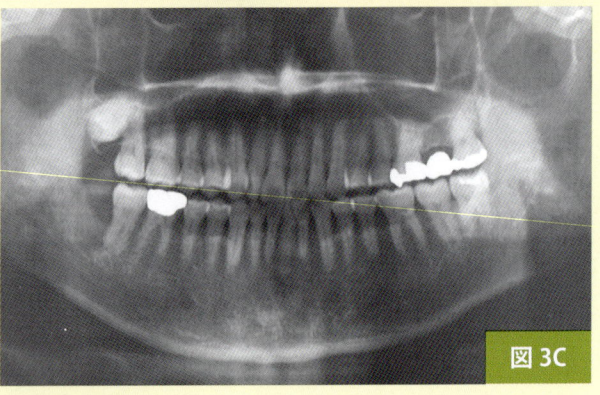

図3A　初診時（頰側）．智歯部欠損は肉芽様腫瘤で満たされ，その周囲（頰側歯肉から後臼歯部）は盛り上がり，噴火口様の外見を示す．
図3B　初診時（舌側，ミラー挿入）．舌側からみると智歯部の歯槽骨欠損は明らかで，7⏌部歯肉から後臼歯部粘膜は赤く腫れている．
図3C　初診時．8⏌部歯槽骨の欠損像をみとめる．

であるが，診断は容易でなかったかもしれない．他部位の口腔癌に比べて，歯肉癌は早期に発見されることが少ないが，歯の動揺は歯肉癌の症状の一つである．

大学病院では，本症例のように抜歯後治癒不全（抜歯後疼痛）を主訴として来院する患者が多い．抜歯窩からの肉芽様腫瘤の増生は悪性腫瘍を疑う症状の1つである．動揺歯を歯周病と診断され抜歯されることが多いが，歯肉癌との鑑別のためには，表面顆粒状あるいは肉芽様腫瘤の有無を注意深く観察する必要がある（p35，36「歯肉癌」参照）．

がんが顎骨内で下歯槽神経に浸潤すると下口唇麻痺を生ずる．原因不明の下口唇麻痺を訴える患者が悪性リンパ腫や転移癌などの悪性腫瘍（p38参照）と診断されることもある．

神経症状は悪性腫瘍の診断に重要なサインである．

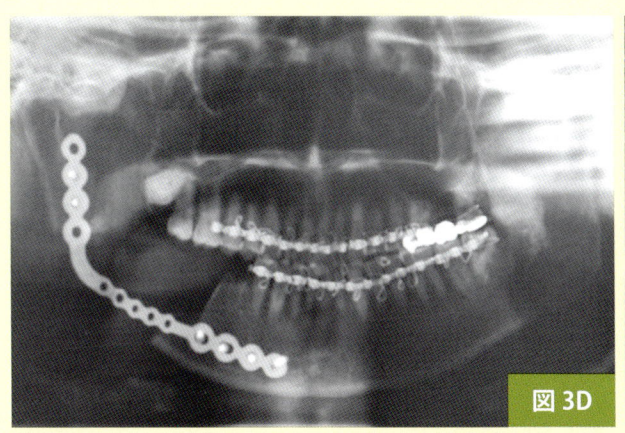

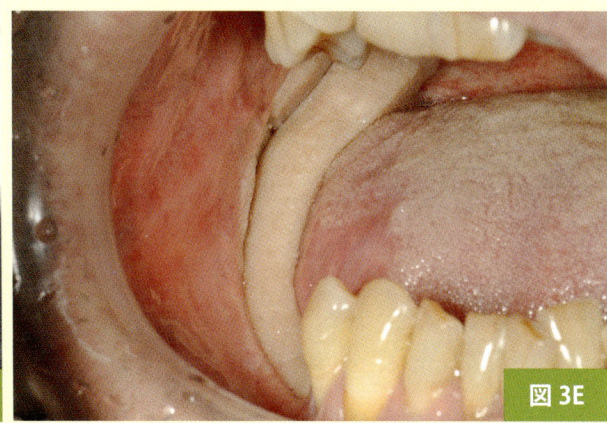

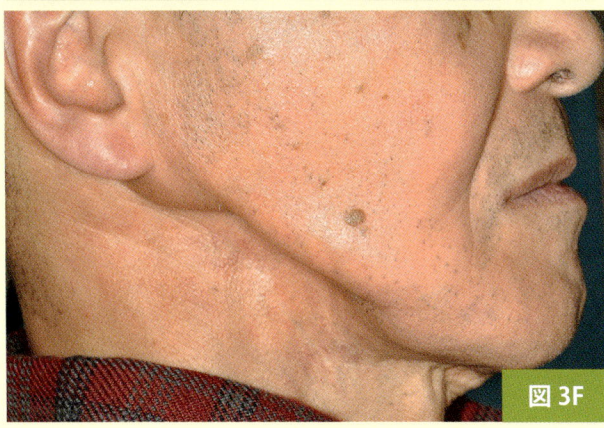

図3D 術後．右側下顎骨区域切除術（6部から下顎枝を切除）後，金属プレートにて再建した．
図3E 術後1か月時．腫瘍切除後，軟組織を前腕皮弁にて再建した．
図3F 術後6か月時．下顎部にやや陥凹がみとめられるが，顎偏位，開口障害などの機能的問題はない．

症例4　42歳　男性

肉芽様腫瘤は歯肉癌の特徴
腫瘍が大きくなるほど障害が大きくなる

現病歴：2年前，6⏌が動揺してきたので，自分で抜歯したという．平成18年9月，下顎右側歯肉の腫脹を自覚し，10月初旬，J歯科を受診し，6⏌7を抜歯したという．J歯科の紹介により，10月中旬，L病院口腔外科を受診した．L病院で歯肉癌の疑いがあると診断され，紹介により大学病院口腔外科を受診した．

主訴：下顎右側歯肉の腫脹

現症：口腔衛生状態が悪く，歯は全体的に動揺していた．8⏌76欠損，下顎歯肉（右後臼歯部から左小臼歯部）から口腔底，舌にかけて発赤を伴うびまん性腫脹をみとめる．とくに，歯肉は肉芽様に腫脹し，一部の腫脹表面は顆粒状を示していた（図4A，B）．口腔外所見として，リンパ節腫脹など異常所見をみとめなかった．

画像所見として，パノラマX線では全歯にわたり歯槽骨吸収がみられ，とくに6⏌～⏌4にかけての骨吸収は顎骨に達していた（図4C）．CT所見では下顎腫瘍は右臼歯部口腔底を中心として下顎歯肉，口腔底前方，舌へ進展していた．転移を示すリンパ節はなかった．

病理組織検査の結果，扁平上皮癌と診断された．

診断：下顎歯肉扁平上皮癌　T4N0M0

治療および経過：平成18年10月から11月にかけて化学療法（ブレオマイシン90mg），放射線療法（22Gy）の術前併用療法を行った．

平成18年12月，気管切開後，両側顎下部郭清，下顎骨区域切除（右下顎枝から⏌5），口腔底・舌複合切除術を施行し，金属プレートにて下顎骨を，腹直筋皮弁にて軟組織欠損を再建した（図4D～F）．手術後，約1か月で胃管や気管カニューレを抜去，自宅での経口摂取が可能となった段階（平成19年3月）で退院した．腫瘍に関しては再発・転移なく，経過良好である．しかし，口腔機能については問題があり，

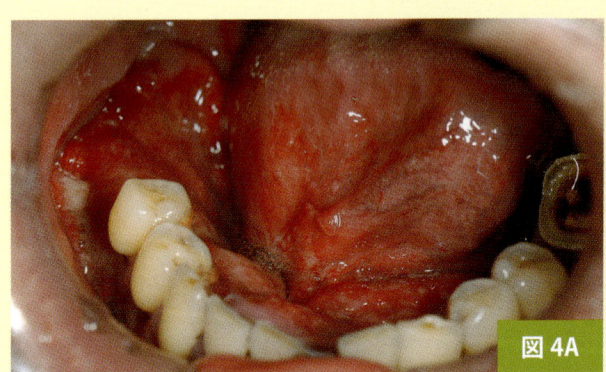

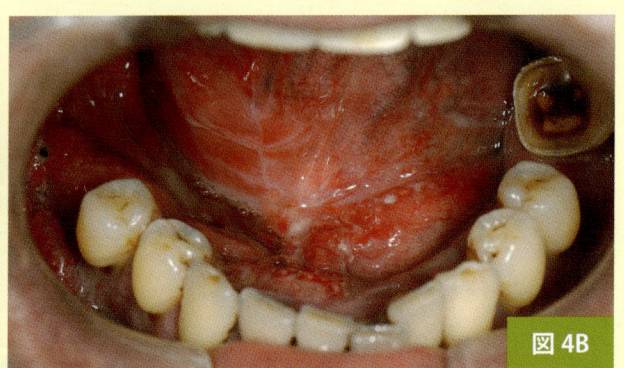

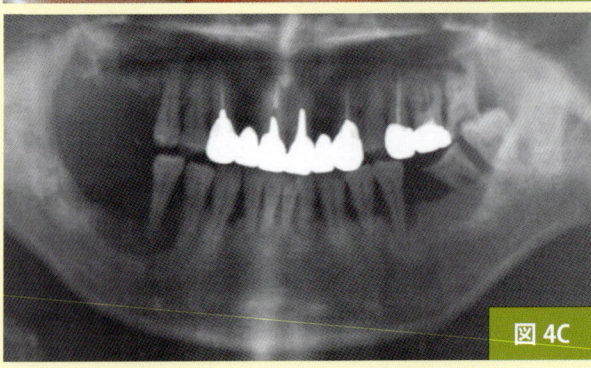

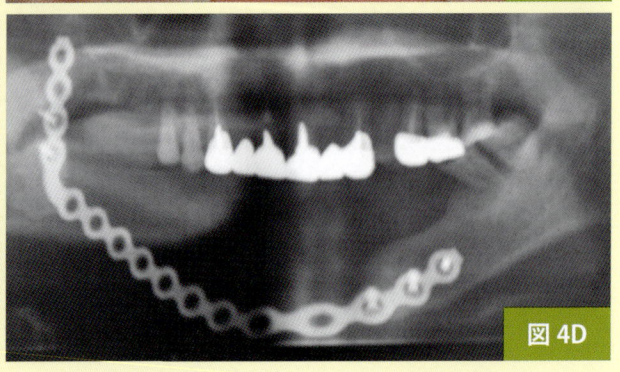

図4A
図4B
図4C
図4D

図4A, B　初診時．下顎右側歯肉から舌にかけて赤みを帯びた腫脹をみとめる．歯肉部は肉芽腫様を示し，口腔底は下方に引かれ，やや陥凹している．口腔底から舌にかけて硬結を触れる．

図4C　初診時．全歯にわたり歯槽骨吸収がみられる．とくに，6⏌～⏌4にかけては歯槽骨を越え顎骨に至る骨吸収がみられる．

図4D　右下顎枝から⏌5までの下顎骨区域切除後，金属プレートにて再建した．写真は術後1か月時．ビスがはずれ，プレートの偏位をみとめる．そのため，金属プレート再固定，腸骨移植を行った．

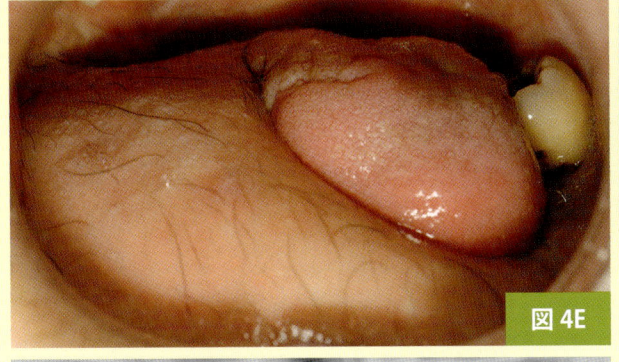

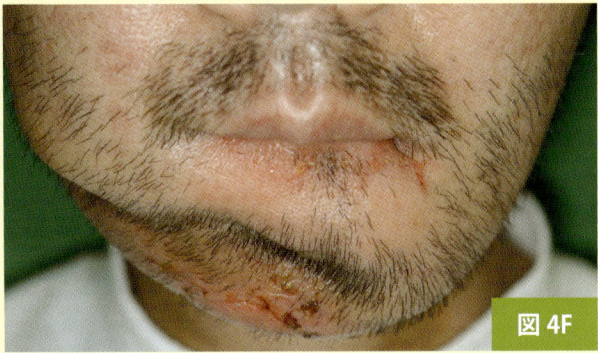

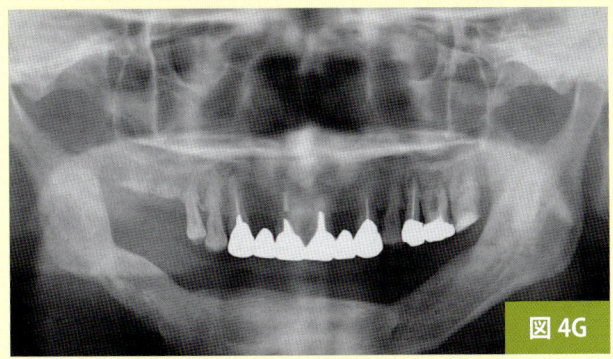

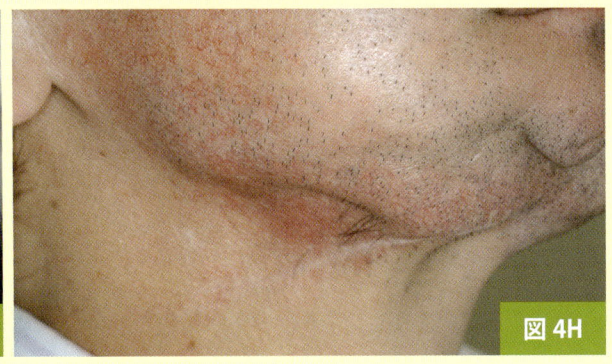

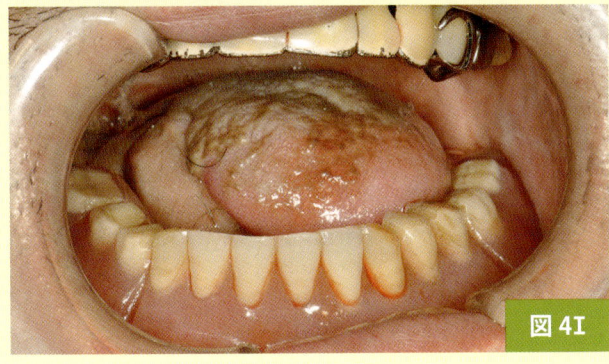

図4E　下顎・口腔底・舌複合切除後，腹直筋皮弁にて再建を行った．写真は術後4か月時．
図4F　術後4か月時．右下顎は陥凹している．
図4G　腸骨移植後6か月時．金属プレートを除去した．
図4H　腸骨移植後，下顎の陥凹感は改善された．
図4I　仮義歯の装着．腹直筋皮弁は大きく，義歯装着には不適当である．皮弁の組織を減量し，歯槽形成術を行い，あらかじめ制作した義歯を床副子として囲繞結紮した．写真は囲繞結紮を除去し，3日後の口腔内．舌はもとの位置に戻り，可動性も回復してきた．

以下の継続治療中である．
平成19年12月　X線所見にてビスの骨からの離脱とプレートの偏位をみとめた（図4D）．
平成20年1月　金属プレート再固定，腸骨移植を行った．
平成20年9月　金属プレートを除去した（図4G, H）．
平成20年11月　腹直筋皮弁減量術
平成21年3月　腹直筋皮弁減量および歯槽形成術（図4I）

今後の治療計画：1. 再歯槽形成術，粘膜移植，2. インプラント，3. 義歯装着

症例解説：6⏌の動揺があった2年前，すでに歯肉癌があったのかは不明である．症例3で述べたように，歯の動揺は歯肉癌症状の1つである．初診時，歯肉癌は下顎右後臼歯部から左小臼歯部歯肉のみならず口腔底，さらに舌に進展していた．初発から，かなり日数を経ていると推察される．歯肉部は肉芽様腫瘤を示し，口腔底と舌は硬結がおもな症状であった．肉芽様腫瘤は歯肉癌の特徴である．口腔底や舌の硬結は癌の深部への浸潤症状である．口腔衛生状態が悪く，歯周病で歯は全体的に動揺していた．歯肉癌は，不適合な補綴物や不潔な義歯装着者，歯周病など口腔衛生状態が悪い高齢者（70歳代）に多くみられる．

　本症例は進行癌であったが，致命的な状態にはならなかった．この最大の理由は転移をしなかったことである．原発腫瘍が大きくても転移を生じなければ，90%以上の5年生存が期待できる．しかし，原発腫瘍の大きさに応じて，口腔の形態や機能障害が大きくなる．本症例では下顎骨切除後，移植による下顎骨や軟組織の再建を行っている．遊離皮弁，筋皮弁移植など，再建術は進歩してきている（p67「口腔癌の治療」参照）が，顎骨，歯，歯肉，口腔底，舌で構成されたデリケートな口腔構造を再建することは困難である．

　早期発見に勝る治療法はない．

目次

早期発見に勝る治療法はない iv
症例 1 白板症？それとも初期癌？ v
症例 2 舌縁の「潰瘍，しこり」は要注意 vi
症例 3 抜歯後の治癒不全は歯肉癌のサイン viii
症例 4 肉芽様腫瘤は歯肉癌の特徴 x

I 口腔粘膜の構造　2

1　口腔の構造　2
　1）舌の構造　3
　2）扁桃　3
2　口腔粘膜の組織構造　4
　1）皮膚　4
　2）口腔粘膜　4

II 口腔病変のみかた　6

1　肉眼による観察　6
　1）色の変化　6
　2）腫れ方（腫脹，腫瘤）　9
　　（1）腫脹の形態　9
　　（2）腫脹の内容物　11
　3）表面の変化　12
2　診察（検診）の手順　15
　1）口腔診察器具　15
　2）診察の位置　15
　3）診察の順序　15
　4）部位別診察法　15
　　（1）口唇の診察法　15
　　（2）頰粘膜の診察法　15
　　（3）歯肉の診察法　16
　　（4）舌の診察法　16
　　（5）口腔底の診察法　17
　　（6）口蓋の診察法　17

III 口腔の腫瘍　20

1　悪性腫瘍（がん）の特性　20
2　腫瘍の分類と命名法　20
3　口腔にみられる良性腫瘍　22
　1）上皮性腫瘍　22
　2）非上皮性腫瘍　25
　3）顎骨腫瘍，腫瘍性疾患　28
4　口腔にみられる悪性腫瘍　29
　1）口腔扁平上皮癌　29
　　（1）口腔がんの部位…UICC の解剖学的分類　29
　　（2）好発部位　29
　2）口腔扁平上皮癌の症状　31
　　（1）増殖様式別症状　32
　　（2）部位別症状　34
　　（3）疣贅性癌　35
　3）その他の癌　37
　4）非上皮性腫瘍　38

IV 口腔病変の病態と症状　40

1　口腔粘膜の囊胞病変　40
2　白色病変と角化性病変　42
3　色素沈着疾患　46
4　口内炎　49
5　アフタ　51
6　薬疹などアレルギー反応に起因する疾患　53
7　ウイルス性口内炎　54
8　自己免疫性水疱病変　56

9　部位特異的病変　59
　　1）舌病変　59
　　2）口唇病変　61
　　3）歯肉疾患　63

Ⅴ　がんの原因と治療法　65

1　がんの原因（多段階発がん）　65
　　（1）イニシエーションとプロモーション　65
　　（2）喫煙は口腔癌の原因　65
　　（3）field cancerization　65

2　前癌病変と前癌状態　65
　　1）前癌病変　66
　　　（1）口腔白板症　66
　　　（2）口腔紅板症　66
　　2）前癌状態　66
　　　（1）扁平苔癬　66
　　　（2）色素性乾皮症　66
　　　（3）鉄欠乏症　66
　　　（4）萎縮性表皮水疱症　66
　　　（5）円板状エリテマトーデス　66
　　　（6）口腔粘膜下線維腫症　67
　　　（7）梅　毒　67
　　3）癌化に伴う細胞変化　67

3　口腔癌の治療　67
　　1）口腔癌の進行度　67
　　2）外科療法　67
　　　（1）放射線治療　69
　　　（2）化学療法　69
　　　（3）合併症　69

Ⅵ　がん患者の口腔ケアと歯科治療　70

1　放射線障害に対して　70
　　1）口内炎（口腔粘膜炎）　70
　　2）口腔乾燥症　71
　　3）顎骨壊死　71

2　化学療法と口腔合併症　72
　　1）口内炎（口腔粘膜炎）　72
　　2）感染症　72
　　3）骨髄移植合併症　72

3　術後の口腔管理　73

Ⅶ　がんの簡易検査法　74

1　生体染色法　74
　　1）ヨード生体染色法　74
　　　（1）原　理　74
　　　（2）準備するもの　74
　　　（3）禁　忌　75
　　　（4）手　技　75
　　　（5）注意すべき点　76
　　2）トルイジンブルー生体染色法　76
　　　（1）原　理　76
　　　（2）準備するもの　76
　　　（3）禁　忌　76
　　　（4）手　技　76
　　　（5）注意すべき点　77

2　細胞診　77
　　1）擦過細胞診の方法　78
　　　（1）準備するもの　78
　　　（2）手　技　78
　　　（3）注意すべき点　78
　　　（4）キットを用いる方法　79
　　2）細胞診の判定結果　79

COLUMN1　口腔がんの転移　21
COLUMN2　口腔がんに遭遇したとき　73

◆ 参考資料　80
◆ 文　献　84
◆ 索　引　85

＊顔写真は患者さんの許諾を得て掲載しています．

I 口腔粘膜の構造

1 口腔の構造（図1）

　口腔は粘膜上皮によって覆われ，粘膜上皮下に結合組織，その下層には筋組織や骨（歯肉，硬口蓋）が存在する．骨に裏打ちされた歯肉と硬口蓋は不動部，その他の舌，口腔底，軟口蓋，頰粘膜は可動部とよばれ，不動部と可動部の粘膜性状は後で述べるように若干異なる（**p4 参照**）．硬口蓋，舌背，扁桃など特別な組織以外の粘膜上皮は平滑である．

　なお，頰粘膜では上顎第二大臼歯相当に耳下腺管開口部があり，小丘を示す（耳下腺乳頭）．また，口腔底では前方正中部の左右に顎下腺管と舌下腺管の開口部である舌下小丘がある．舌下小丘から左右U字状に軽度に隆起したかたまりが縦走する．これは舌下ヒダとよばれ，舌下腺上縁を反映したものである．

　硬口蓋粘膜は厚く，前方には多数の口蓋ヒダがあり，切歯間口蓋部のふくらみは切歯乳頭という．

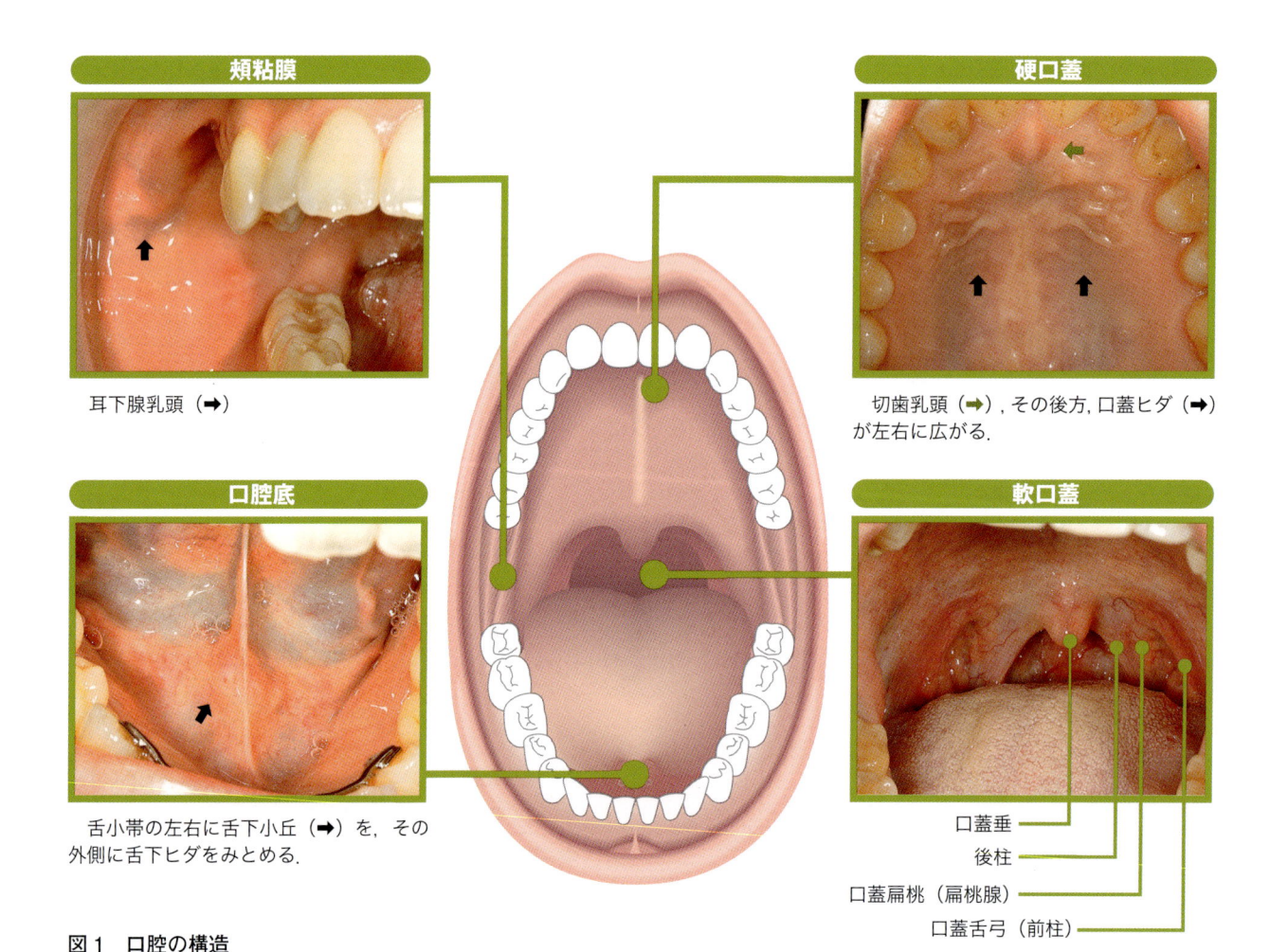

頰粘膜
耳下腺乳頭（➡）

硬口蓋
切歯乳頭（➡），その後方，口蓋ヒダ（➡）が左右に広がる．

口腔底
舌小帯の左右に舌下小丘（➡）を，その外側に舌下ヒダをみとめる．

軟口蓋
口蓋垂
後柱
口蓋扁桃（扁桃腺）
口蓋舌弓（前柱）

図1　口腔の構造
　開口すると口腔内全体が観察できる．

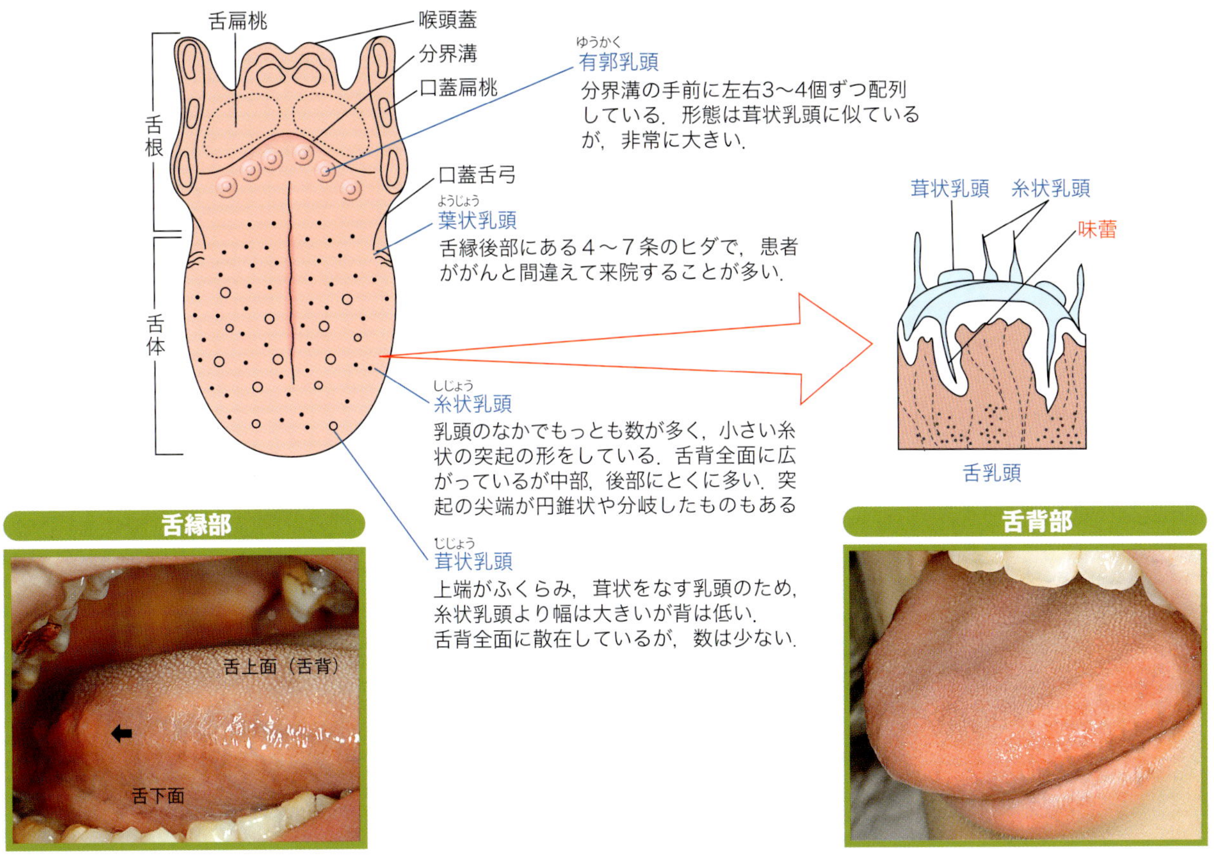

Ⅰ 口腔粘膜の構造

図2　舌の構造

図中ラベル：
- 舌扁桃
- 喉頭蓋
- 分界溝
- 口蓋扁桃
- 有郭乳頭（ゆうかく）：分界溝の手前に左右3～4個ずつ配列している．形態は茸状乳頭に似ているが，非常に大きい．
- 口蓋舌弓
- 葉状乳頭（ようじょう）：舌縁後部にある4～7条のヒダで，患者ががんと間違えて来院することが多い．
- 糸状乳頭（しじょう）：乳頭のなかでもっとも数が多く，小さい糸状の突起の形をしている．舌背全面に広がっているが中部，後部にとくに多い．突起の尖端が円錐状や分岐したものもある
- 茸状乳頭（じじょう）：上端がふくらみ，茸状をなす乳頭のため，糸状乳頭より幅は大きいが背は低い．舌背全面に散在しているが，数は少ない．
- 舌根／舌体
- 茸状乳頭／糸状乳頭／味蕾／舌乳頭

舌縁部：舌上面（舌背），舌下面，葉状乳頭（➡）

舌背部：舌乳頭（白く細くみえるのが糸状乳頭，赤くみえるのが茸状乳頭）．舌縁に軽度の圧痕をみとめる．

1）舌の構造（図2）

　解剖学的に舌の前2/3を舌体，舌の後ろ1/3を舌根という．舌体と舌根は正中（舌盲孔）から逆Ｖ字形に走る分界溝で分けられる．舌を面でみると咽頭に向かう舌根面，口蓋に向かう舌上面，口腔底に向かう舌下面に区別される．舌上面は舌背とよばれ，舌の周縁を舌縁とよぶ．

　通常の粘膜上皮は凹凸や隆起がなく平滑で，凹凸不正は異常である．しかし舌背は平滑であることが異常であり，通常，舌背面は無数の小さな突起によってざらざらしている．その小突起は舌乳頭であり，形態から糸状乳頭，茸状乳頭，葉状乳頭，有郭乳頭に分けられる．

　なお，糸状乳頭以外の，茸状乳頭，葉状乳頭，有郭乳頭には味を感じる味蕾細胞が存在し，味覚に貢献している．

　舌の後面には多くのヒダがあり，その後方に喉頭蓋がある．舌の側方は口蓋舌弓（前柱）で軟口蓋に続いており，口蓋舌弓の後面には口蓋扁桃や舌扁桃がある．

2）扁　桃

　扁桃はリンパ上皮性器官であり，口腔や鼻孔からの異物に対する免疫応答装置である．口蓋弓間の陥凹部に位置する口蓋扁桃（俗に扁桃腺とよばれる）は舌扁桃，咽頭扁桃（アデノイド），咽頭側索，耳管扁桃とともにワルダイエル咽頭輪を形成する．舌根面に多数存在する疣状の隆起が舌小胞であり，その集まり全体を舌扁桃という．舌扁桃や葉状乳頭部のリンパ組織が肥大し，腫瘤を形成することがある．

2 口腔粘膜の組織構造

　口腔粘膜組織は上皮層，固有層からなり，その下層に筋肉や骨組織が存在する．粘膜上皮は皮膚と同様に重層扁平上皮よりなるが，毛包，脂腺，汗腺などはもたず，小唾液腺をもっている．

1）皮膚（図3A）

　表皮層は下層から，基底細胞層，有棘細胞層，顆粒細胞層，角質層からなる．基底膜に接している基底細胞は上皮の幹細胞であり，固有層からの血管を通じて栄養を供給され，有棘細胞，顆粒細胞へと順次分化し，表層に向かうに従い徐々に扁平となり，脱核し，角質層を形成する．有棘細胞は細胞質内に発達したケラチン線維の束（トノフィラメント）をもち，辺縁部に多数ある棘状の小突起によって隣接細胞と接着している．顆粒細胞は2〜3層の扁平化した細胞からなり，細胞質内に好塩基性のケラトヒアリン顆粒†を含んでいる．顆粒細胞は細胞小器官を失い，細胞容積が減少して細胞の形は著しく扁平となる．最終的に角質（ケラチン）を含む細胞殻（アカ）として剥離する．基底細胞からアカとなって剥がれ落ちるまでの過程を角化とよぶ．この過程で異常が起こることを角化異常†とよぶ．

†**ケラトヒアリン顆粒**
　ケラチン線維とフィラグリンでつくられたタンパクで，角質に含まれる成分のもととなる．

†**角化異常**
過角化：角質肥厚ともいう．角質細胞の脱落が遅延したり，角質の過形成によって生ずる．
錯角化：角質細胞に核が遺残する状態．細胞代謝時間が短縮し，角質細胞の形成が急激に起こり，脱核が追いつかない．
異角化：本来起こるべきでない部位，たとえば有棘細胞層で終末角化を示す状態．

2）口腔粘膜（図3B）

　口腔粘膜上皮の構造は基本的に表皮と同様である．下層の基底細胞層，有棘細胞層，顆粒細胞層，角質層からなるが，口腔粘膜では上皮層，とくに角質層が薄い．皮膚では基底細胞の分化から角質剥離まで約1か月の時間がかかる（細胞代謝時間が長い）のに対し，口腔粘膜の細胞代謝は速い．このことから口腔粘膜の角質層は薄く，最表層において核の残存した細胞をみとめることもある．脱核し，角質層を形成する正角化に対して，これを錯角化とよぶ．

　粘膜上皮の角化の状態は，①不動部，②可動部，③舌背の部位によって異なる．角化層の存在する部位は舌背（上述のごとく舌乳頭からなる）と歯肉，硬口蓋であるが，角化層は表皮のように厚くない．歯肉，硬口蓋の粘膜下固有層は比較的薄く，密な線維性下層により骨面に付着している．可動部粘膜（頰，口唇，歯肉頰移行部，口腔底，舌側面，舌下面，軟口蓋）は可動性で角化層がないか，きわめて薄い．角化のない上皮層は上皮細胞が露出された状態にあるため，水分や薬剤の透過性が高く，口内浸透型の薬剤投与が可能となる．水の透過性は，角化層をもつ硬口蓋で皮膚の10倍，頰など非角化性上皮で15倍である．高分子の透過性は頰粘膜で皮膚の13倍，口腔底で22倍である．狭心症の舌下錠が即効性を示すことがうなずける．都合の悪いことに，歯と歯肉の接着部の付着上皮は角化することなく細胞間結合も弱いことから，歯肉溝で増殖した細菌が感染しやすい環境にある．

付：上皮細胞の接着の仕方（図4）

　上皮細胞は互いに接着し，上皮層を形成している．上皮層と結合組織間には，細胞外マトリックスである基底膜があり，両者を分けている．ヘミデスモソームは基底膜と基底細胞を接着させ，上皮層を支持している．

　これら接着構造を形成する分子は細胞接着のみならず，細胞骨格関連タンパク質とも結合し，細胞の形態維持や運動にも関与している．接着状態に異常が起こると，上皮層構造が乱れる．異常が知られている疾患は癌と天疱瘡や類天疱瘡などの水疱疾患である．

I 口腔粘膜の構造

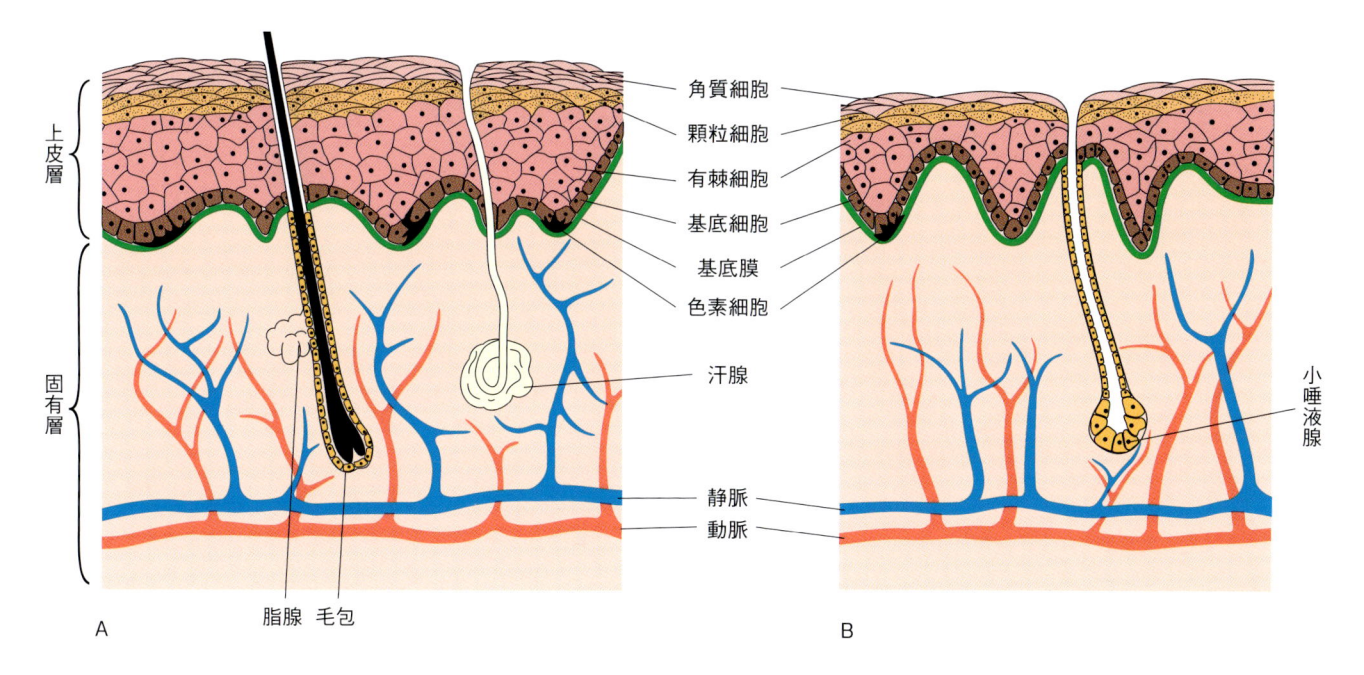

図3　皮膚および口腔粘膜の組織構造
A：皮膚の組織構造　B：口腔粘膜の組織構造

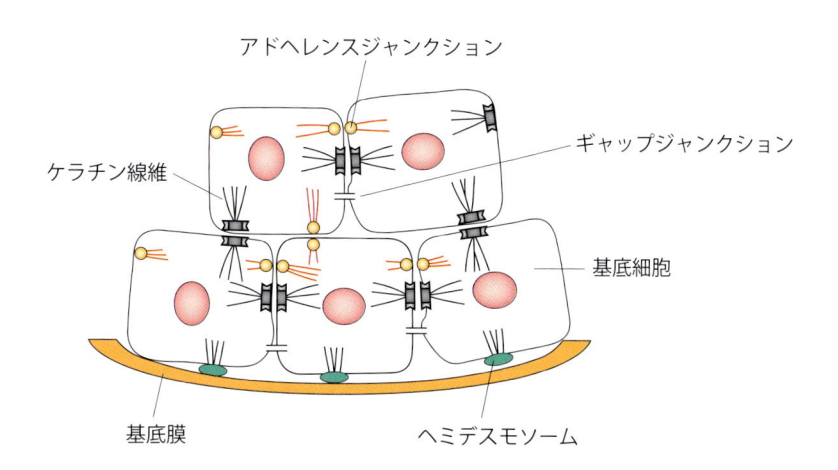

図4　上皮細胞接着装置
　上皮細胞接着装置には①アドヘレンスジャンクション，②デスモソームと，細胞間を貫通し細胞間の物質移動に携わる③ギャップジャンクションがある．
　それぞれの装置は特有なタンパクで構成されている．アドヘレンスジャンクションはEカドヘリンからなり，カドヘリンは細胞内のβカテニンやαカテニンを介して細胞骨格タンパクのアクチン線維と結合している．デスモソームはデスモグレインやデスモコリンからなり，細胞内のプラコプラキンなどを介してケラチン線維と結合している．また，基底細胞は細胞外マトリックスである基底膜に④ヘミデスモソームによって接着している．ヘミデスモソームは細胞質内でケラチン線維と結合している．

II 口腔病変のみかた

1 肉眼による観察

　まずはじめに，口腔粘膜病変の3つの症状（①色の変化，②腫れ方，③表面の変化）を観察する．

　肉眼でみえる変化は，組織変化の結果を示すものであるため，どのような変化が組織内で起こっているのかをイメージしながら観察することが必要である．多くの疾患は，3つの所見の組み合わせで診断できる．

1）色の変化（表1）

　動物での内因性色素は**血色素**（ヘモグロビン）と**メラニン**であり，カロチノイドやフラボノイドは植物の色素物質としてよく知られている．

　酸素結合の豊富な赤血球の鮮紅色，酸素不足や貧血による顔面蒼白，内出血が鮮紅色から紫紅色，暗紫色を経て，退色に至る．これらはヘモグロビン（血色素）の変化によるものである．

　緑色にみえる胆汁色素（ビリルビン）は，赤血球の破壊によって生じるヘモグロビンの分解物質であり，便や尿から排泄される．肝臓や胆囊疾患により，血中のビリルビンが上昇すると皮膚や眼球結膜は黄疸となり，尿は褐色となる．

　口腔粘膜のピンクの色調は血色素を反映したもので，炎症，充血，毛細血管の増加や拡張があれば，粘膜は紅色に変化する．

　一方，皮膚などの色に強く影響しているものはメラニンである．皮膚や粘膜の上皮細胞自体にはメラニンをつくる能力はなく，基底細胞付近に存在するメラノサイト（色素細胞）が色素沈着に関与する．色素細胞はメラノソームを産生し，多数の突起でメラニンを上皮細胞に注入することで上皮細胞は色づけされる．注入されたメラニンの量により黄色，黄褐色や黒褐色を示すようになる．

　表面が平滑で隆起がなく，色調のみが限局性に変化したものを**斑**という．臨床的には軽度に隆起したものも斑とよばれており，**紫斑**，**紅斑**，**白斑**，**色素斑**などがある．

II 口腔病変のみかた

表1 色の変化を示す疾患

色	代表的な疾患	病態	疾患
紫	外傷性血腫	内出血	紫　斑：血腫（外傷性血腫） 　　　　出血性素因 　　　　①血管壁の異常 　　　　　Osler病 　　　　　アレルギー性紫斑病 　　　　②血小板の異常 　　　　　特発性血小板減少性紫斑病（p27） 　　　　　再生不良性貧血 　　　　③血液凝固系異常 　　　　　血友病 　　　　　von Willebrand病 　　　　　肝臓病 紫色の腫脹：血管腫（血管奇形：p26）
紅	紅板症	炎　症 小血管拡張 充　血	紅　斑：紅板症（p42） 　　　　薬物性口内炎（p53） 　　　　（固定疹，多形滲出性紅斑） 　　　　慢性萎縮性カンジダ症（p45） 　　　　扁平苔癬（p44） 　　　　ウイルス性口内炎 　　　　（p54, 55：小水疱，びらんを伴う） 　　　　アフタ（p51） 　　　　カタル性口内炎（p49） 発赤を伴う：歯肉炎 腫脹　　　　歯周炎 　　　　　　膿瘍 　　　　　　潰瘍性口内炎など（p49）
白	白板症	角化亢進	白　斑：白板症（p42） 　　　　ニコチン性口内炎（p42） 　　　　口腔毛様白板症（p42） 　　　　白色海綿状母斑 　　　　扁平苔癬（白斑型）（p44） 　　　　舌疾患（p59, 60：毛舌症，地図状舌） 　　　　白色水腫 　　　　肥厚性カンジダ症（p45） 白色腫瘍：乳頭腫（p22, 23） 　　　　疣贅性癌（p35, 36） 　　　　扁平上皮癌（p31～36）
黒	メラニン色素沈着症	メラニン色素 外来性色素	色素斑：メラニン色素沈着症（p46） 　　　　色素性母斑 　　　　色素沈着を伴う症候群（Addison病，Peutz-Jeghers症候群，von Recklinghausen病，p47, 48） 黒褐色腫瘍：悪性黒色腫（p46, 47） 色素斑：外来性色素沈着（歯科充填物など：p47, 48）

①紫斑（内出血）

粘膜下に起こる内出血の紫紅色の斑を紫斑という（**p26，27 参照**）．小さなものを**点状出血**といい，大き目のものを**斑状出血（溢血斑）**ということもある．さらに広範囲のものは，び漫性出血という．咬傷など外傷の既往がある場合は，外傷性血腫と診断される．これといった外傷もないのに口腔の複数個所に点状出血や出血斑を生ずる場合は，血小板減少性紫斑病などの出血性素因[†]を疑う．多くは皮膚に同様の紫斑がみられるので，問診と視診でこれを確認する．

[†] **出血性素因**
いったん出血するとなかなか止血しにくい状態をいう．血管，血小板の異常では点状出血を，凝固系異常では斑状出血や深部出血を生じる．

②紅斑（小血管拡張，充血，炎症）

粘膜上皮は薄く，上皮下の結合組織の色が透けて，通常ピンクにみえる．これは血色素によるものである．貧血があれば青白くなるが，炎症による毛細血管の拡張や充血により赤くなる．色調のみが赤く，紅色を示すことを紅斑とよぶ．粘膜上皮が萎縮し，さらに薄くなっている場合は鮮紅色を呈す．この症状を示す典型疾患は紅板症（**p42 参照**）である．

赤色変化（発赤）は炎症のサインであり，紅斑に加えてび漫性腫脹を伴うことが通常である．歯周炎，口内炎，薬疹，歯性感染症，ウイルス感染，アフタなど種々の炎症性疾患で粘膜は発赤する．

③白斑（粘膜の肥厚・角化）

粘膜上皮は皮膚とは異なり角化層が薄く，透明感がある．粘膜が白色に変化するのは粘膜上皮が肥厚・角化することによる（**p42～45 参照**）．

白色病変の代表例は，白板症や扁平苔癬などの角化性病変や粘膜の真菌感染症（カンジダ症）である．また，**白斑は口腔癌（扁平上皮癌）の初期症状**でもある．

白色病変の鑑別はまず，①**カンジダ症**から行う．カンジダ症はミルク粕が付着したような複数の白苔で，摩擦によって剝離できるのが特徴的である．

つぎに，②**扁平苔癬**の鑑別を行う．扁平苔癬は線状，網状，レース状の淡い白色模様と周囲に紅斑を形成するのを特徴としている．両側の頬粘膜に好発することも扁平苔癬の特徴である．

その他，③舌背の**糸状乳頭が延長**する白毛舌や地図状舌も白色の病変を形成する．

上記を念頭において種々の白色病変を鑑別し，いずれにも該当しなければ，④**白板症**（**p42，43 参照**）と診断される．白板症のなかには，すでに**初期癌**になっているものもあるので注意すべきである．

④色素斑（メラニン色素，外来性色素）

本来の色より濃い褐色，黒褐色が斑を形成している場合を色素斑という（**p46～48 参照**）．色素斑は内因性のものと外来性のものに大別される．内因性色素はメラニン色素で，これには生理的なもの（メラニン色素沈着症など），病的なものがある．また，病的なもののなかに**悪性黒色腫**という悪性度のきわめて高い疾患があるので，これを鑑別することが重要である．これは色素細胞のがんで，口腔では上顎歯肉と硬口蓋に好発する．

2）腫れ方（腫脹，腫瘤†：表2）

腫れは，炎症や腫瘍の主症状であるため，**腫れの形態**と**硬さ**をみることが重要である．硬さは腫れの内容物を反映するので，触診は欠かすことができない．硬さは骨様硬，弾性硬，弾性軟などと表現する．波動†や硬結†を触れる場合もある．

（1）腫脹の形態

皮膚疾患では隆起物を小さいものから丘疹，結節，腫瘤などと区別して表現する．しかし，口腔領域では三者を厳密に区別することは少ない．一般的に，組織の限局した増大物（しこり形成）に対して，広い意味で「**腫瘤**」を用いることが多い．

本書では腫脹を，①表在性の隆起，②限局性の隆起，③び漫性の腫脹に大別して解説する．

①表在性の隆起

表在性の小さな隆起のことである．粘膜上皮の肥厚，増殖が進むと，白斑は隆起し，疣状や乳頭状になってくる．

丘疹に液体を含むものに水疱性の疾患がある．

②限局性の隆起

腫瘍やエプーリスなどの腫瘍状病変の症状は**腫瘤（しこり）形成**である．限局性の隆起（腫瘤）は良性腫瘍の特徴である．

粘膜側面から腫瘤をみると，半球形隆起や有茎性腫瘤（ポリープ）†の隆起として確認される．

腫瘤が深部に存在するときも，触診にて確認する．この場合，腫瘤の内容物の観察と，腫瘤と周囲組織との関係を確認することが重要である．良性腫瘍は球形で境界は明瞭である．

③び漫性の腫脹

び漫性腫脹で発赤や浮腫を伴うものは炎症性疾患である．歯肉肥大†など非炎症性で組織全体がび漫性に腫脹する疾患もある．

悪性腫瘍の場合，**不整形の形態**を示すことが多く，さらに**浸潤性**に増殖するので，周囲組織との境界が不鮮明である．

血管腫やリンパ管腫は境界が不明瞭でび漫性腫脹を示す．これらは良性腫瘍の名がつけられていたが，本来は血管奇形やリンパ管奇形に属する疾患である．

◆ Point ◆

び漫性腫脹を示す腫瘍は悪性である．

---

†**腫 瘤**
生体内にできた腫れものをいう．炎症や反応性増殖，肥大した組織，真の腫瘍，腫瘍類似疾患などの腫れものは，一般的に腫瘤とよばれる．

†**波 動**
腫瘤の内容が液体，あるいは液体が組織腔に貯留しているとき，それを証明するための方法をいう．両手の指を両端にあて，一方を軽く圧すると，他方の指に波動が伝わる．

†**硬 結**
硬結とは，柔らかい組織が硬くなる病的状態をいう．硬結は循環不全，炎症，腫瘍などさまざまな疾患でみとめられる．とくに，がんの浸潤を示す重要な症状である．

†**ポリープ**
ポリープとは，有茎性の突出物で，良性の過形成物の特徴的形態である．口腔にみられる典型疾患では乳頭腫やエプーリスがある．

†**肥 大**
構成組織成分の体積がそれぞれ増大したもの．たとえば歯肉肥大，顎骨肥大，葉状乳頭肥大などがある．一構成成分のみの増大では肥大とはいわない．

表2　腫れ方と疾患

腫脹の形態	腫脹の内容物		疾　患	表面や色の変化
①表在性の隆起	上皮肥厚		各種白色病変（p42〜45）	白斑，表面顆粒状
	小水疱		ウイルス性口内炎（p54〜56）	水疱が破れると，アフタやびらんを形成
	水疱	上皮内水疱（図2A）	天疱瘡（p56〜58）	
		上皮下水疱（図2B）	類天疱瘡（p58） 先天性表皮水疱症（p58） 火傷 アレルギー性口内炎（固定疹，多形滲出性紅斑：p53） 萎縮性表皮水疱症（p66）	
②限局性の隆起 　半球状隆起（球状腫瘤） 有茎性腫瘤（ポリープ）*	充実性		骨隆起（p28） 各種良性腫瘍（p25） 　（神経系腫瘍，脂肪腫，黄色腫， 　　平滑筋腫など） 唾液腺腫瘍（p24） 線維腫*（p25） エプーリス*（p63, 64）	表面滑沢
			乳頭腫*（p22, 23） 疣贅型黄色腫（p27）	表面顆粒状
	嚢　胞**（図2C）		粘液嚢胞（p40, 41） 　粘液瘤 　ガマ腫 類皮様嚢胞（p40）	
③び漫性の腫脹	膿**		炎症性疾患（化膿性炎） 　細菌感染症など 歯肉膿瘍，頬部膿瘍など	発赤
	体液	血漿	Quincke浮腫（p62）	
		血液	血管腫，血管奇形（p26）	紫色
		リンパ液**	リンパ管腫（p26）	透明感
	充実性 腫瘍浸潤（硬結）		扁平上皮癌（p31〜36）	表面顆粒状，癌性潰瘍，肉芽様腫瘤
			悪性リンパ腫（p37, 38） 肉腫（p38, 39）	癌性潰瘍 肉芽様腫瘤
			悪性黒色腫（p46, 47）	黒色腫瘤，色素斑
	肥　大		歯肉線維腫症（p63） 薬物性歯肉増殖症（p63）	

*　有茎性腫瘤（ポリープ）は，線維腫，エプーリス，乳頭腫にみられる．
**　嚢胞，膿，リンパ腫のように液体の量が多いと波動を触れる．

（2）腫脹の内容物（表2）

①充実性
腫瘍は腫瘍細胞と間質組織からなる腫瘤を形成する．腫瘤の硬さは腫瘍の種類（組織型）による．たとえば脂肪腫，粘液腫では柔らかく，弾性軟と表現される．コラーゲン線維を形成する線維腫などでは硬く，弾性硬と表現される．

②小水疱と水疱（図2A，B）
液体を含む，表在性，限局性隆起で，直径0.5 cm以下を小水疱，0.5 cm以上を水疱という．

小水疱は**ウイルス性疾患**にみられる症状であるが，口腔内では容易に破れ，臨床的にはびらんとしてみられることが多い．小水疱，びらんを生じる部位はそれぞれのウイルス性疾患によって異なる．それぞれの疾患の発症部位的に特徴を理解していれば，診断に有用である．

水疱は，天疱瘡や類天疱瘡などの自己免疫性**水疱病変**にみられる．天疱瘡は上皮内に，類天疱瘡は上皮下に水疱を形成する．

水疱は破れやすく，口唇，頰粘膜，舌，口蓋粘膜においては，癒合したびらんに被苔が付着したような様相を呈する．

③膿疱
膿疱は上皮内，あるいは上皮内直下に膿汁が貯留したもので，粟粒大からエンドウ大の黄白色隆起である．水疱が二次的に膿疱に移行する場合が多く，皮膚にみられ，粘膜はまれである．

④膿瘍
化膿性炎の結果，膿が形成され，膿汁が結合組織などに貯留した状態を膿瘍という（図2C）．膿汁が貯留した部位によって歯肉膿瘍，頰部膿瘍，口腔底膿瘍などという．

⑤囊胞
囊胞とは袋状の病変で，液体や半流動状物質を含む．早期に口腔粘膜に症状を示すのは軟組織の囊胞である．

発生頻度のもっとも高いものは粘液囊胞で，唾液が結合織内に溢出，貯留する病変である．好発部位は下口唇（口唇腺），舌尖部下面（前舌腺）と口腔底（舌下腺）である．症状は無痛性で，透明感のある境界明瞭な水ぶくれ様病変としてみとめられる．口腔底の片側に生じ，波動を触れるドーム状の腫瘍はガマ腫とよばれ，口腔底の正中部に生じ，囊胞腔内におから様角化物を含んだものを類表皮囊胞とよぶ．類表皮囊胞は，圧迫するとぬか袋を押したような感じがする．

⑥体液
豊富な血液を含む血管腫やリンパ液を含むリンパ管腫，組織間に毛細血管から漏出

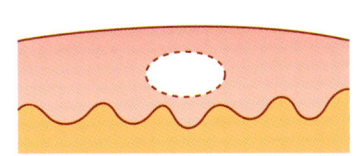

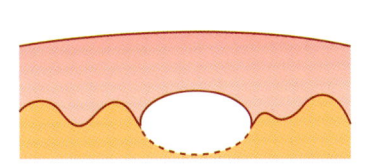

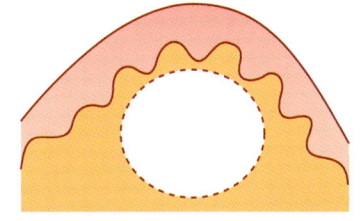

A：上皮内水疱　　B：上皮下水疱　　C：液体の貯留（液体が膿の場合）

図2　上皮内水疱，上皮下水疱と液体の貯留
　粘膜下に液体が貯留する疾患のうち，頻度の高いものは粘液囊胞である．粘液囊胞は唾液を結合織内に溢血，貯留する疾患である．細菌感染により，膿汁が結合組織に貯留した状態は膿瘍とよばれる．

した血漿が貯留する Quincke 浮腫がある．

3）表面の変化（表3）

病変の表面性状の観察は，粘膜疾患の診断にきわめて重要である．

①アフタ

アフタという病名は原因不明のものに用いるが，口腔粘膜の円形または類円形の比較的浅い潰瘍をいう．潰瘍は偽膜†で覆われ，灰白色で，周囲に発赤（紅暈）を伴う．

ウイルス性疾患の小水疱が破れた場合にも，多数のアフタ様小潰瘍を生じる（アフタ性口内炎ともよばれる）．アフタを症状とする原因不明の疾患に再発性アフタがある．

②びらん

上皮の基底細胞層にまで及んでいない欠損である．前述の通り，口腔の小水疱，水疱は容易に破れ，びらんが形成される．さらに火傷，薬物性口内炎の多形滲出性紅斑や放射線性口内炎など種々の炎症疾患で口腔粘膜のびらんがみられる．

③潰瘍（図3）

粘膜の固有層または粘膜下組織に達する組織欠損である．口腔の潰瘍は慢性刺激による褥瘡性潰瘍†が多い．潰瘍はさらに進み，組織が大きくなり壊死に至る場合もある．組織欠損が大きい場合には，修復後に瘢痕†を生ずることもある．

　　i　**褥瘡性潰瘍**：鋭利な歯，義歯，クラスプ，矯正装置，不随意運動などが原因となる．潰瘍が刺激物の形態に一致するか否かが診断に重要である．刺激物が原因とわかれば，原因となる刺激を除去し，潰瘍の治癒を待つ．すみやかに治癒しなければ，がんなど他の疾患を考慮する必要がある．

　　ii　**癌性潰瘍**：褥瘡性潰瘍は比較的浅く，硬結を触れないのに対し，癌性潰瘍は底部に硬結を触れ，潰瘍周囲が盛り上がり，噴火口状を示す．

　　iii　**結核性潰瘍**：口腔の結核はきわめてまれであるが，主症状の1つは潰瘍である．辺縁不規則な表在性穿掘性の潰瘍で，底面は小顆粒状で白苔に覆われ，強い接触痛がある．

　　iv　**口腔梅毒**：梅毒の第2期では全身疲労感に加えて，80％に潰瘍性口内炎がみられる．

④萎縮†

口腔では固有層の結合組織の菲薄化や上皮組織の萎縮がみられる．口腔上皮の角化異常では角化が亢進（過角化や錯角化）する場合と逆に紅板症のように上皮が萎縮する場合がある．また，貧血などにより舌乳頭は萎縮する（**詳細は p59「舌病変，平滑舌」参照**）．

⑤顆粒状

乳頭状の腫瘍は全体的に花キャベツ（カリフラワー）のような形を示すが，その表面のつぶつぶ形態は顆粒状と表現される．表面が顆粒状の腫瘍は扁平上皮由来腫瘍にみられる特徴的形態であり，良性（乳頭腫），悪性（扁平上皮癌）の両者にみられる．

⑥肉芽様

増殖の盛んな若い結合組織で，肉眼的に赤味を帯びた柔らかい組織をいうが，本来は，損傷を受けた組織の再生能力が弱い場合，増殖力の旺盛な組織が代償し，補充する組織をいう．肉芽組織は炎症性の一症状であるが，肉芽様の腫瘍はがん（悪性腫瘍）の特徴でもある．

---

†**偽　膜**
　拭き取ることができる程度に粘膜に付着した膜様物を偽膜といい，粘膜上皮の表層の剝離角化物に微生物増殖物などが加わったものである．

†**褥瘡性潰瘍**
　摩擦，圧迫など機械的刺激が繰り返されることにより生ずる潰瘍である．

乳幼児に生ずる特殊な褥瘡性潰瘍
＊ベドナー；Bednerアフタ
　哺乳児の硬口蓋粘膜に生ずる外傷性潰瘍をいう．潰瘍は表在性，対称性であり，授乳時の乳首による摩擦や，ガーゼなどの機械的刺激による．
＊リガ・フェーデ；Riga-Fede病
　早期萌出下顎切歯をもつ乳幼児に生ずる外傷性潰瘍で，吸啜時に舌下面，舌小帯が歯の先端と摩擦することで生ずる．
　潰瘍は歯の先端に一致した部位に生じ，表面は灰白色の偽膜で覆われている．

†**瘢　痕**
　潰瘍，創傷，壊死などによって生じたさまざまな器官の組織欠損が，肉芽組織の形成を経て，最終的に緻密な膠原線維や結合組織に置き換わることで修復された状態．

†**萎　縮**
　いったん正常の大きさに発育した臓器，組織が縮小，体積が減少することをいう．発育期で成長が停止した状態は形成不全，低形成と表現する．

表3 表面の変化と疾患

表面の変化	疾　患
①アフタ	再発性アフタ（p51） Behçet病（p52） ウイルス性口内炎（p54〜56） 薬物性口内炎（p53）
②びらん 上皮基底細胞層まで及んでいない欠損	ウイルス性口内炎（p54〜56） 急性偽膜性カンジダ症（p45） 扁平苔癬（びらん型）（p44） 水疱疾患（p56〜58） 火傷 薬物性口内炎（p53） カタル性炎（p49） 放射線性口内炎（p70）
③潰　瘍 粘膜下組織に達する組織欠損 癌性潰瘍 潰瘍の周囲が盛り上がり，噴火口状を示し，底部に硬結を触れる	褥瘡性潰瘍（p12〜14） 　Riga-Fede病 　Bednarアフタ 再発性アフタ（大アフタ）（p51） 組織壊死を伴うもの 　壊死性潰瘍性口内炎（p49） 　放射線性組織壊死（p70） 　薬物性組織壊死（p53） 悪性腫瘍 　扁平上皮癌（癌性潰瘍）（p31〜36） 　悪性リンパ腫（p38） 　肉腫（p39） 結核性潰瘍（p12） 口腔梅毒（p12）
④萎　縮	口腔乾燥症（p71） Sjögren症候群（p59） 紅板症（p42, 43） 慢性萎縮性カンジダ症（p45） 地図状舌（p59, 60） 鉄欠乏性貧血（p59, 60） 悪性貧血（p59, 60） ビタミンB$_2$欠乏症[†]
⑤顆粒状	白板症（p42, 43） 扁平上皮由来腫瘍 　扁平上皮癌（p31〜36） 　疣贅性癌（p35） 　乳頭腫（p22, 23） 　乳頭状過形成（p22, 23）
⑥肉芽様	炎症性肉芽 悪性腫瘍 　扁平上皮癌（p31〜36） 　悪性リンパ腫（p38） 　肉腫（p39）

[†] **ビタミンB$_2$欠乏症**
　ビタミンB$_2$が欠乏すると，口内炎，口角炎，舌炎などを生ずる．皮膚，目にもトラブルを生ずる．

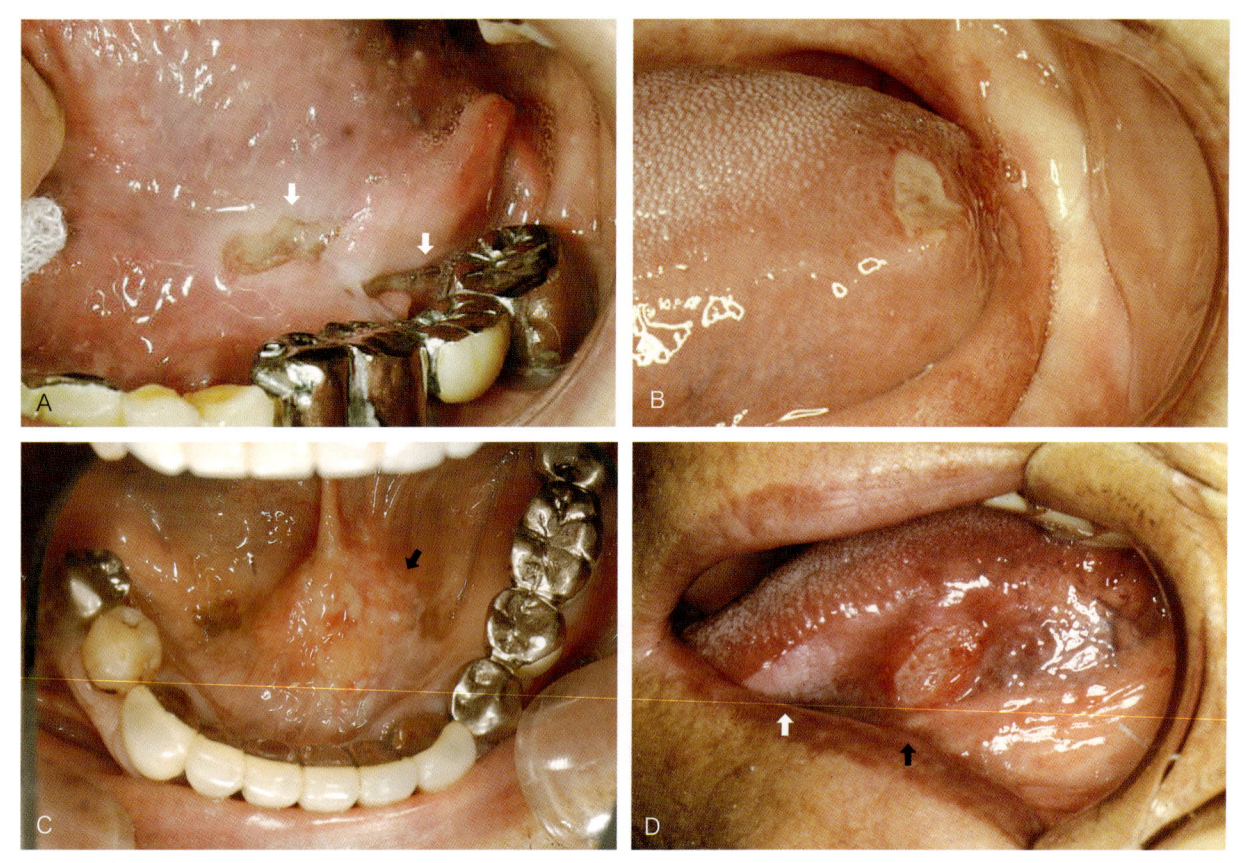

図3 潰瘍（Bは文献1）より）

A：褥瘡性潰瘍：2か所に潰瘍（⇨）がみられるが，いずれも浅く，偽膜に覆われている．硬結は触れない．褥瘡性潰瘍の場合は刺激の原因となっているものを除去することによって，潰瘍はすみやかに治癒する．もし改善しない場合は，悪性の可能性を考慮する．
B：褥瘡性潰瘍：左側舌縁に義歯による潰瘍をみとめる．
C：癌性潰瘍（扁平上皮癌）：舌小帯から口腔底にかけて小潰瘍を含む腫瘤（➡）をみとめる．このように悪性腫瘍は腫瘤の中に潰瘍をみとめる．
D：癌性潰瘍（扁平上皮癌）：舌縁に小さな噴火口様潰瘍（➡）とその前方に白斑（⇨）がみられる．潰瘍の表面が顆粒状を示すのは扁平上皮癌の特徴である．

2　診察（検診）の手順

1）口腔診察器具

　口腔粘膜の診察には一般歯科診察と同様，①光源，②歯科用ミラー，③手袋，④ガーゼが必要である．光源はもっとも重要で，口腔粘膜の正確な色の変化が認識できるものでなければならない．光源が強いばかりに，本来の色調がわからない場合は誤診につながる．また，視野のとりにくい部位にも十分に光を届かせるため，光源ヘッドには可動性が必要である．歯科用ミラーは左右2本を使用し，舌，頬などを排除しながら適切な視野を得る．歯科診察室では水銃，うがい器具が利用できるなど便利である．簡易検査に用いる器具は，**p74〜79**「がんの簡易検査法」で述べる．

2）診察の位置

　検診者は患者の正面に座り，また，患者と目の高さを合わせるため，椅子の高さを調整する．氏名，病歴を確認している間に，顔面非対称，皮膚の状態，顔面神経麻痺，腫れなどをチェックしておく（時間を有効に）．

3）診察の順序

　各部位の疾患の見逃しを防ぎ，診察時間を有効に使うために，診察の順序を決めておくと便利である．口腔癌検診の診察手順を**図4**に示したが，これは口腔粘膜疾患全般の診察に応用することができる．

4）部位別診察法（図5）

（1）口唇の診察法

　上唇および下唇を外方に反転させる（**図5-1, 2**）．粘膜が滑らかで，色が均一であることを確認する．正中の小帯も同時に観察する．口唇粘膜に腫瘤など異常のある場合は，親指と人差し指で唇をはさみ，触診（双指診）し，硬さ，周囲との境界などを検査する．口唇にみられる頻度の高い病変は唾液貯留によって生ずる粘液瘤である．
　口唇の病変は**p61，62**に記載した．

（2）頬粘膜の診察法

　前方では指で，後方ではミラーなどで頬粘膜を伸展させ，歯肉頬移行部や臼歯の後方をよく観察する．正常な頬粘膜は色が均一で滑らかである．ただし，上下の歯が噛み合うラインに相当する粘膜のみがやや白く線状に隆起している．これを**咬合縫線**とよぶ．また，黄色い粟粒大の斑点が集合したものが頬粘膜にみられることがある．これを**フォーダイス斑**という．これらは病的なものでない．
　また，上顎第二大臼歯相当部の頬粘膜にみられる耳下腺管開口部（耳下腺乳頭）からの唾液分泌を観察する．
　頬粘膜には良性，悪性のさまざまな腫瘍が発生する．視診に加えて，腫瘤を**双指診**（図

5-3)，または，双手診することによって位置，硬さ，可動性，周囲との境界などを検査する．

（3）歯肉の診察法

唇・頬側から上顎，下顎を，つぎに口蓋側，舌側の診察を行う（図5-4，5）．
歯肉は細菌感染を受けやすい部位であり，口内炎は歯肉炎から始まることが多い．歯肉にはエプーリスなど歯肉特有の疾患（**p63，64参照**）や歯肉癌（**p35，36参照**）も比較的よく発生する．

（4）舌の診察法

良性，悪性腫瘍を問わず，まれな腫瘍も含めて多種の病変が好発する部位である．
診察に際し，開口した状態で舌をリラックスさせるよう指示する．舌を前後，左右に誘導しながら，舌上面（舌背部），舌根，舌側面，舌下面の順で診察していく（**図5-6〜8**）．舌運動をさせる際，対称性，麻痺の有無（問診しながら），運動性を確認する．舌下神経麻痺がある場合，舌は通常，麻痺側に逸脱する．

①**舌　背**

舌後方の診察には開口させた状態で，ガーゼで舌を引っ張る．緊張させると，思うような視野がとれない．十分リラックスさせた状態で行う．
舌背では**舌乳頭**の状態を観察する．舌背は糸状乳頭によって覆われており，ざらざ

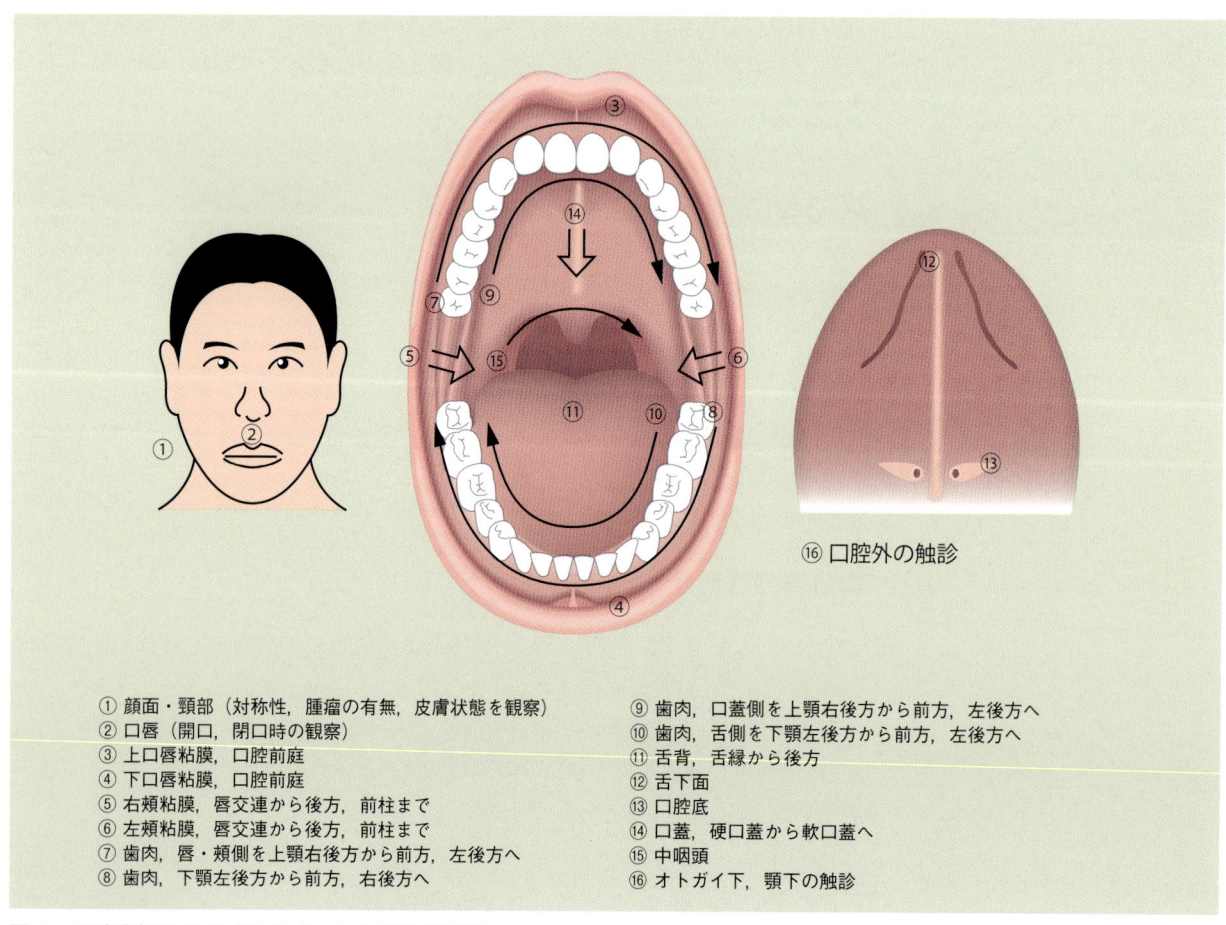

① 顔面・頸部（対称性，腫瘤の有無，皮膚状態を観察）
② 口唇（開口，閉口時の観察）
③ 上口唇粘膜，口腔前庭
④ 下口唇粘膜，口腔前庭
⑤ 右頬粘膜，唇交連から後方，前柱まで
⑥ 左頬粘膜，唇交連から後方，前柱まで
⑦ 歯肉，唇・頬側を上顎右後方から前方，左後方へ
⑧ 歯肉，下顎左後方から前方，右後方へ
⑨ 歯肉，口蓋側を上顎右後方から前方，左後方へ
⑩ 歯肉，舌側を下顎左後方から前方，左後方へ
⑪ 舌背，舌縁から後方
⑫ 舌下面
⑬ 口腔底
⑭ 口蓋，硬口蓋から軟口蓋へ
⑮ 中咽頭
⑯ オトガイ下，顎下の触診

図4　口腔癌検診のガイドラインによる診察手順

らしているのが通常である．乳頭が延長の場合も，萎縮している場合も異常である．
　舌特有の病変は **p59，60** に記載した．
　舌には各種の良性腫瘍が発生し，舌背に症状を示す．症状は腫脹や腫瘤形成である．腫瘤の観察は双指診による．
　小さな腫瘤を示す腫瘍に乳頭腫や線維腫がある．神経鞘腫，脂肪腫などは粘膜下で腫瘤を形成する．舌背に扁平上皮癌がみられることはほとんどない．舌背後部に時折みられる癌は唾液腺由来である．
　患者が癌と間違えてよく訴えるものに有郭乳頭，葉状乳頭，舌扁桃などがある．
　舌扁桃や葉状乳頭部のリンパ組織が肥大し，腫瘤を形成することがある．淡紅色，球形に盛り上がった米粒から小豆大の比較的硬い腫瘤で，舌根に近い舌側縁部に左右対称に生じることが多い．これは全く無症状で病的なものではない．

②**舌下面**
　正常な舌側面，舌下面は色調は均一で，平滑な粘膜からなる．色や表面の変化がみられる場合は異常である．解剖学的には舌下面粘膜下に前舌腺があり，その部に粘液囊胞や，まれに唾液腺癌が生じることがある．

③**舌　縁**
　舌縁は扁平上皮癌の好発部位である．また，前癌病変である白板症の好発部位でもある．舌縁の観察には舌先をガーゼでつまみ，舌を上方に軽く回転させる．

(5) 口腔底の診察法

　口腔底は舌と下顎骨をつなぐ馬蹄形の領域である．炎症，腫瘍，囊胞などで腫脹が大きくなると舌は挙上する．口腔底の視診や触診は，舌先をガーゼでつまみ，舌を上方，左右に移動させながら行う（**図 5-9**）．口腔底の解剖学的特徴は顎下腺管と舌下腺である．舌小帯の左右に顎下腺開口部をもつ舌下小丘がある．口腔底の診察には口腔内外からの触診（双手診）が必要である（**図 5-10**）．
　顎下腺に異常のある場合は必ず，顎下腺管の触診と開口部からの唾液分泌を観察する．舌下腺は口腔粘膜直下に存在し，左右U字状に軽度に隆起したかたまり状にみえる．
　口腔底によくみられる疾患は粘液囊胞であるガマ腫である．触診により波動を触れる粘液を貯留したドーム状腫脹が片側性にみられる．時折みられる囊胞に類上皮囊胞がある．ガマ腫が片側性であるのに対し，類上皮囊胞は口腔底正中にみられる．増大したものでは粘膜下に，おから様内容物を含む囊胞を触れる．
　舌下腺に腫瘍が発生することはまれである．もし，舌下腺に腫瘍がみられる場合はほとんどが悪性である．
　舌縁から口腔底にかけての白斑・紅斑混在型の白板症は癌化の可能性が高い．

(6) 口蓋の診察法

　大きく開口させてミラーで口蓋側歯肉から硬口蓋を観察する（**図 5-11**）．よくみられる疾患は前歯部後方の切歯管囊胞，硬口蓋正中部の口蓋隆起である．ついで，ミラーで舌根部を適度に圧迫して軟口蓋を観察する（**図 5-12**）．側方は舌口蓋弓（前柱）が，その後面に舌扁桃がある．

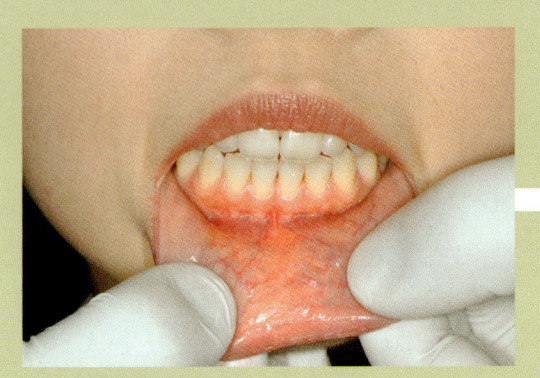

1　口唇粘膜の診察
口唇を反転し，口唇粘膜面および口腔前庭を診察する．

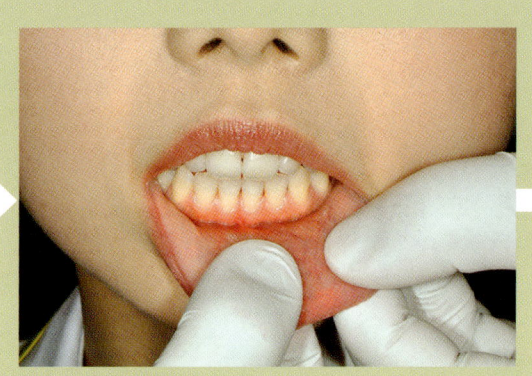

2　口唇の診察
双指診にて腫瘤の有無を診察する．

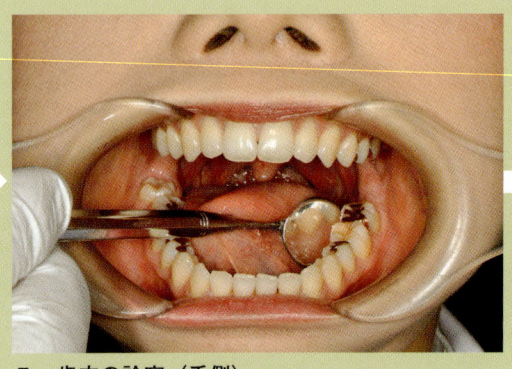

5　歯肉の診察（舌側）
口蓋側についで，舌側を下顎左後方から右方へミラーを使用し診察する．

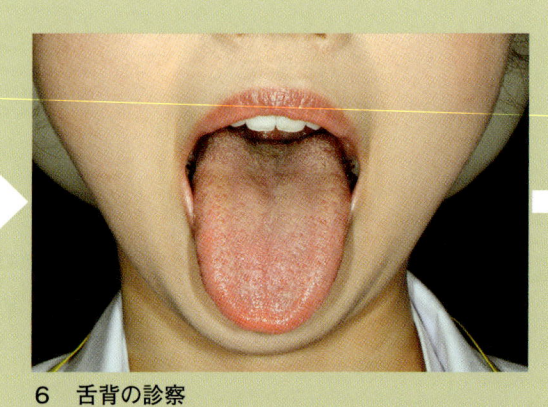

6　舌背の診察
開口した状態で舌を軽く突出させ，舌背を診察する．大きく突出させると，さらに舌背後方がみえるが，有郭乳頭までは確認できない．左右へ動かし，舌の運動性もみる．

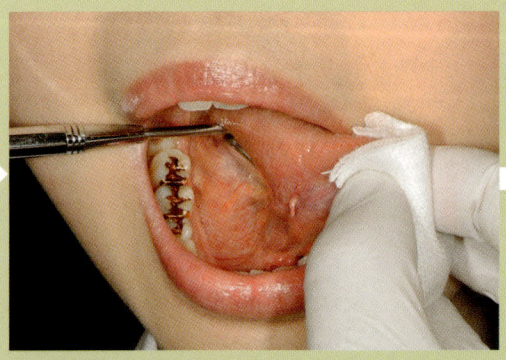

9　口腔底の診察
ガーゼを用いて舌を挙上，ミラーで舌を圧迫し，口腔底を診察する．

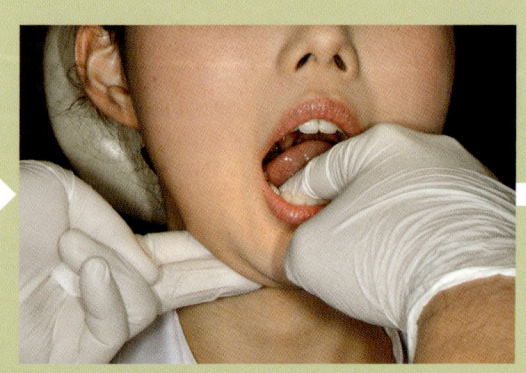

10　口腔底の触診
双手診にて口腔外と口腔内から挟み込むように口腔底を触診する．

図5　口腔内の診察手順

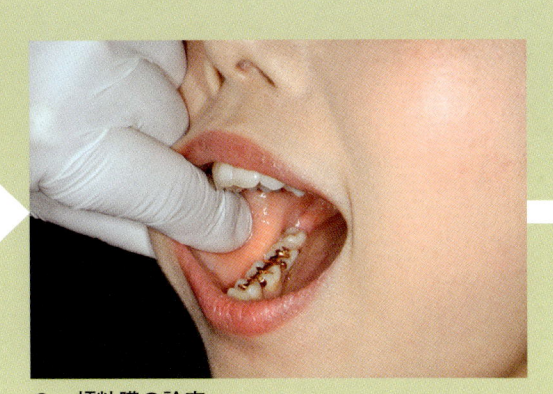

Ⅱ 口腔病変のみかた

3 頬粘膜の診察
唇交連から後方，前柱（口蓋舌弓）まで診察する．耳下腺開口部からの唾液分泌もチェックする．写真は双指診を示す．

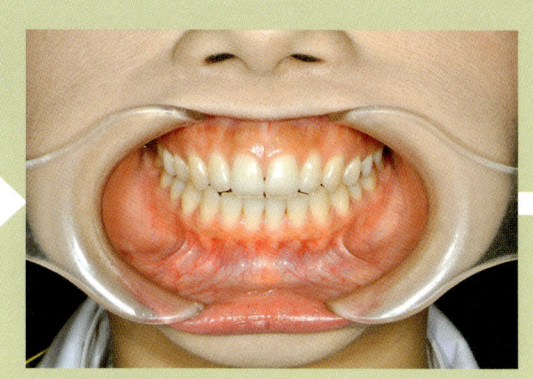

4 歯肉の診察（唇・頬側）
まず，「唇・頬側を上顎右後方から左後方へ，次に下顎左後方から右後方へ」のように順を決めて診察する．

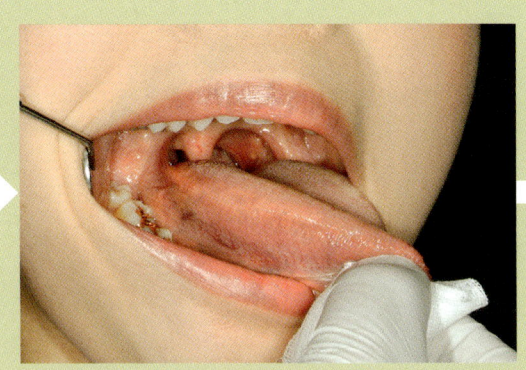

7 舌縁の診察
ガーゼを用いて舌を軽く引き出し，また上方に回転させ，舌背および舌縁の後方を診察する．

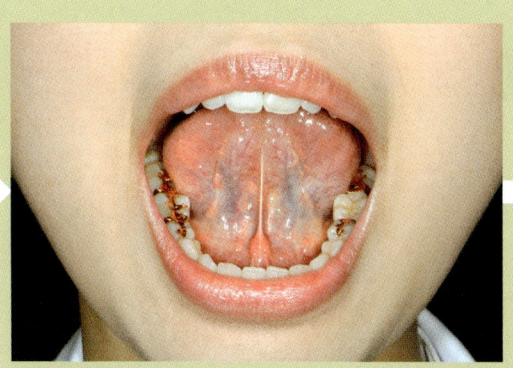

8 舌下面の診察
舌を挙上させ，舌下面と舌下小丘を診察する．

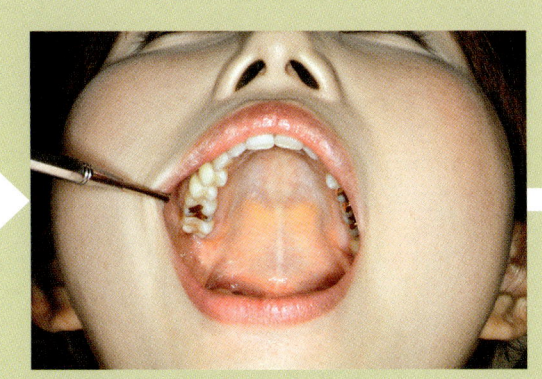

11 口蓋の診察
大きく開口させて硬口蓋から軟口蓋まで診察する．

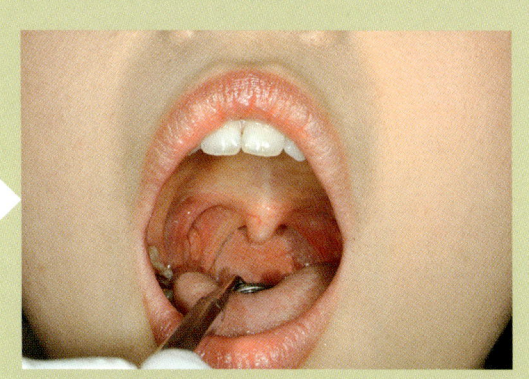

12 口腔咽頭の診察
開口させ，「アー」と発音させると咽頭が明示される．下咽頭をみる場合はミラー（本来は舌圧子）で軽く舌根を圧迫し，視野をとる．

III 口腔の腫瘍

　細胞は，役割が終われば自然に死滅するようにプログラムされている．つまり正常細胞は寿命があり，永遠に生き続けることはできない．
　ところが腫瘍細胞は死滅から免れる能力を獲得し（不死化），生体内の制御に従わず自律的に過剰に増殖する．**腫瘍とは無秩序で自律性の増殖を示す新生物をいう．**

1　悪性腫瘍（がん）の特性

　腫瘍は良性と悪性に分けられる．**良性と悪性の違いは，浸潤性の増殖をするかしないかによる．**良性腫瘍はゆっくりと成長し，正常組織との境界が明瞭であり，完全に切除すれば，再発することはない．
　一方，悪性腫瘍は正常組織に深く入り込んで増殖する．たとえば，神経に浸潤すれば疼痛や麻痺を，血管に浸潤し破壊すれば出血を生ずる．また，筋肉や結合組織に入り込み，切除後もしばしば再発する．加えて，悪性腫瘍はリンパ管や血管に入り込み，やがてはリンパ節や遠隔臓器に転移する（**図1**）．
　がんにおいて，**腫瘍の悪性度**という表現がしばしば用いられるが，これは腫瘍の①**増殖の速さ**，②**浸潤の強さ**，③**転移の頻度**を意味している．悪性度が高いものは治療も難しく，腫瘍死に至る可能性が高い．がんは正常臓器を破壊するのに加えて，治療が追いつかない状態になると，**悪液質**[†]に陥る．がんの悪液質では，がんが生体から栄養素を奪い取り，生体のバランスを障害するサイトカインやトキソホルモンなどの有害物質を分泌し，ついに宿主を死に至らしめる．

[†]**悪液質**
　慢性疾患によって起こる栄養失調，骨格筋消失，代謝障害に基づく病的な全身衰弱状態をいう．痩せ，浮腫，貧血などの症状を示す．

2　腫瘍の分類と命名法

　腫瘍はその由来組織から，上皮性腫瘍と非上皮性腫瘍に大別される．
　歯科，口腔領域においては，歯に由来する腫瘍を歯原性腫瘍とよび，それ以外の腫瘍とは区別される．
　腫瘍の命名は由来組織に「腫」をつけたものが一般的である．たとえば，骨の良性腫瘍は骨腫，軟骨は軟骨腫，脂肪は脂肪腫などである．
　悪性上皮性腫瘍は癌腫に分類される．由来組織に「癌」をつけ，扁平上皮癌，腺癌などと命名される．
　また，悪性間葉性腫瘍は肉腫に分類され，血管肉腫，骨肉腫，軟骨肉腫，脂肪肉腫などと命名される．悪性リンパ腫や悪性黒色腫のように，はじめに悪性をつける場合もある．
　癌といえば癌腫を意味する場合と，すべての悪性腫瘍をさす場合がある．この混同を避けるため，最近では悪性腫瘍全般を意味するときは漢字を用いず「がん」と記載することが多い．本書でも例外なくこの立場をとることとする．

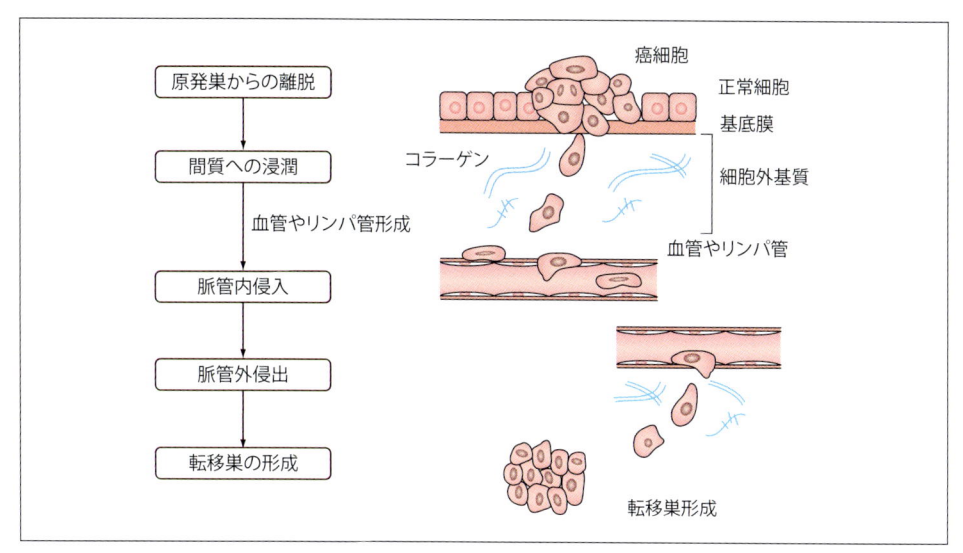

図1 癌細胞の浸潤・転移機構
　上皮細胞層を支持している基底膜からの癌細胞の離脱は浸潤の第一ステップである．高浸潤性の癌ではEカドヘリンやβカテニン（p5，図4参照）が低下し，癌細胞が互いに離れやすい状態となる．さらに，マトリックス・メタロプロテアーゼ（MMP）などの細胞外基質分解酵素により，基底膜を破壊，侵襲していく．原発巣から離脱した癌細胞は，周囲組織間を遊走し，脈管へ到達し，脈管内に侵入する．脈管中の癌細胞は，遠隔部位へ運ばれ，脈管外に出て，遠隔臓器で浸潤，増殖し，転移巣を形成する．

COLUMN 1

口腔がんの転移

　がんの転移とは，がんが原発巣から離脱し，離れた部位に生着し，増殖することをいう．がんの転移は腫瘍の原発巣部位，腫瘍の種類（組織型）によって異なる．たとえば，内臓癌の転移では腹膜播種がよくみられる様式である．口腔領域のがんではリンパ管を経由するリンパ行性転移，あるいは血管を経由する血行性転移（遠隔転移）がみられる．

　口腔がんのほとんど（80％以上）を占める扁平上皮癌では，約40％がリンパ節転移を来たす．肺転移がみられることもあるが，ほとんどが進行癌や終末期癌症例である．転移をしない扁平上皮癌の5年生存率は約95％であるのに対し，転移を来たすものは70％以下の生存率にまで低下する．

　悪性唾液腺腫瘍では扁平上皮癌に比較して血行性転移（遠隔転移）がよくみられる．とくに，著明な神経浸潤を示すことでよく知られている腺様嚢胞癌は約50％以上の症例で肺転移を来たす．一方，腺様嚢胞癌のリンパ節転移は少ない．

　組織型によるが，肉腫は一般的に血行性転移が多い．もっとも高い頻度で転移を示す腫瘍は悪性黒色腫である．半数以上の症例でリンパ節や遠隔臓器に転移がみられ，5年生存率は約20％である．

3 口腔にみられる良性腫瘍（表1）

1）上皮性腫瘍

口腔は粘膜上皮によって覆われているが，発生の過程で口腔粘膜上皮が間葉組織に陥入し，形成された臓器もある．歯と唾液腺である．歯や唾液腺は上皮成分を含み，それらから上皮性腫瘍も発生する．

口腔領域の上皮性腫瘍には，①口腔粘膜上皮（扁平上皮細胞）の腫瘍，②唾液腺から発生する腫瘍（唾液腺腫瘍），③歯原性上皮から発生する腫瘍（歯原性腫瘍），が含まれる．

①乳頭腫（図2）

乳頭状に隆起，発育した重層扁平上皮からなる良性腫瘍である．扁平上皮からなる腫瘍としては扁平上皮癌が多く，乳頭腫はまれである．表面顆粒状で有茎性，通常直径10 mm以下の白色の隆起である．舌，口蓋，歯肉，その他の口腔粘膜にみられる．

限局性で孤立性の小さな腫瘤である乳頭腫に対して，び漫性で不規則な乳頭状，疣状の結節を示すものを**乳頭腫症（図3）**とよぶ．頻度は乳頭腫より高い．とくに，び漫性の乳頭腫様病変が多発性，広範囲のものは oral florid papillomatosis とよばれ，疣贅性癌の1亜型であるといわれている．義歯などの慢性刺激や炎症によって粘膜上皮が乳頭状に過形成するものを**乳頭状過形成**とよぶが，これも乳頭腫症の1つである．また，口蓋粘膜に生じたものを口蓋乳頭症とよぶものもある．

表1 口腔にみられる良性腫瘍

上皮性腫瘍	①乳頭腫（図2）	乳頭状に増殖する良性上皮性腫瘍．限局性，孤立性腫瘤
	乳頭腫症：図3（乳頭状過形成）	乳頭腫状病変が多発，広範囲に及ぶ（不潔な義歯床下などに形成される上皮の炎症性増殖からなる乳頭状隆起）．
	②腺腫（唾液腺腫瘍：図4）	大多数は口蓋の多形腺腫である．
非上皮性腫瘍	①線維腫	真の腫瘍より慢性の刺激などによる反応性の過形成が多い．例：義歯性線維腫．
	②神経系腫瘍	
	神経鞘腫	末梢神経の Schwann 鞘から発生する腫瘍．
	神経線維腫	Schwann 細胞と線維芽細胞からなる腫瘍．
	神経線維腫症	遺伝疾患で von Recklinghausen 病ともよばれる．多発性の神経線維腫と皮膚の色素斑や腫瘍がみられる．
	③血管腫 ④リンパ管腫	血管やリンパ管の過形成と拡張によって生じるもので，過誤腫，血管奇形，リンパ管奇形としてとらえられている．頻度の高い疾患で，幼児から症状を示すものが多い．
	⑤その他	
	脂肪腫	脂肪細胞からなる腫瘍で頬にみられるが，頻度は低い．
	疣贅型黄色腫	泡沫細胞からなる腫瘍で粘膜に発生したものは乳頭状の隆起を示す．
	平滑筋腫	腹部に多いが口腔はまれである．
顎骨腫瘍	歯原型腫瘍 骨関連腫瘍	骨内で増殖し，口腔粘膜に症状を示すものは少ない．

頻度の高いものは真の腫瘍より血管腫やリンパ管腫などの過誤腫や慢性刺激による過形成が多い．口腔の乳頭腫や線維腫も過形成の一種と考えられる．

III　口腔の腫瘍

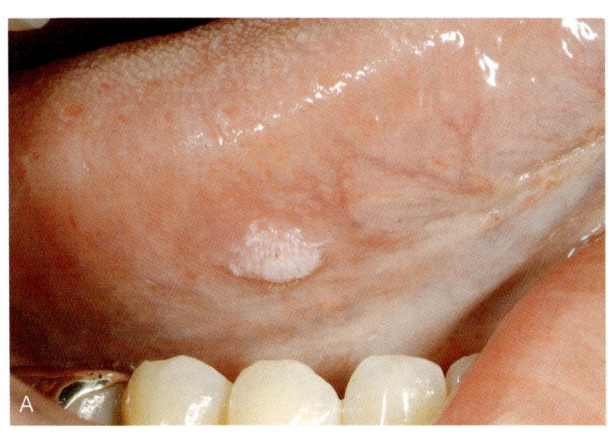

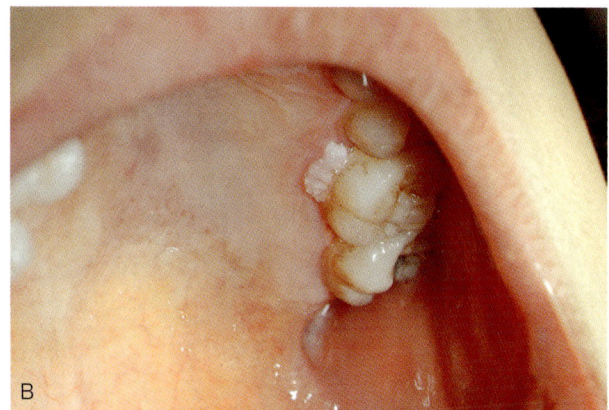

図2　乳頭腫
A：舌縁下面に小さな丘状の腫瘤をみとめる．腫瘤の底面は正常粘膜面より高い．表面は乳頭状，顆粒状を示す．
B：臼歯部歯肉縁に乳頭状，有茎性の腫瘤をみとめる．

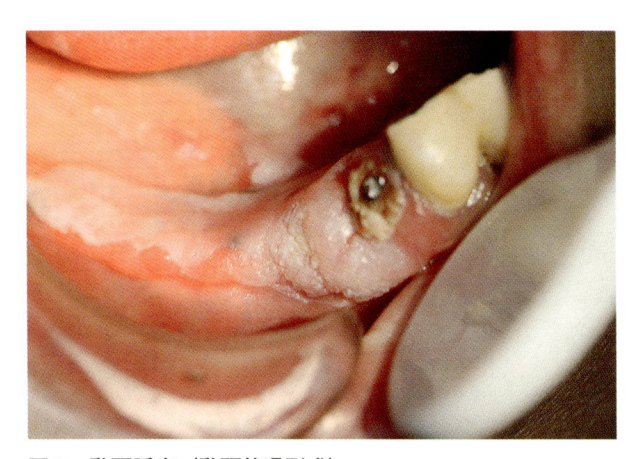

図3　乳頭腫症（乳頭状過形成）
　下顎義歯の床面に一致した歯肉に白色病変をみとめる．患者は2か月前に上下の義歯を装着された．装着時より下顎義歯の適合が悪く，歯肉の白色病変は日々大きくなってきたという．臼歯部歯肉の白斑は比較的均一であるが，前歯部は乳頭状に隆起している．試験切除の結果，病理組織学的に前歯部は高度上皮異型性を示し，上皮内癌と診断された．

　乳頭腫様病変は慢性刺激のほか，ヒト乳頭腫ウイルス（HPV）の関与が指摘されており，半数にHPVの種々のサブタイプが検出される．

◆ Point ◆

　乳頭腫は全くの良性である．乳頭腫症はしばしば上皮異形成を伴い，疣贅性癌の一亜型と考えるものもある（p35参照）．悪性化したものでも浸潤は軽度で，早期の切除により予後は良好である．

②唾液腺腫瘍（図4）

　唾液腺から発生する上皮性腫瘍をいう．発生部位別で頻度をみると，耳下腺，小唾液腺，顎下腺，舌下腺の順で高い．良性，悪性別の頻度では，54〜79％が良性腫瘍，21〜46％が悪性腫瘍である．唾液腺腫瘍は多様な組織像を示し，組織型では良性が10腫瘍型，悪性が24腫瘍型ある（**p81, 参考資料2**）．頻度では60％以上が良性の**多形腺腫**で，悪性では**粘表皮癌**と**腺様嚢胞癌**が多い．

　舌下腺腫瘍以外の大唾液腺では口腔内に症状を示すことはまれであるが，小唾液腺由来のものでは早期に口腔に変化を示す．小唾液腺腫瘍の大多数は口蓋に発生し，その部位は片側性で硬口蓋と軟口蓋の移行部である．この部位に腫瘍がみられる場合は唾液腺腫瘍と診断することができる．多くは多形腺腫である．腫瘍は口腔粘膜下の唾液腺から発生するので，腫瘤は半球形を示し，正常口腔粘膜で覆われている．悪性腫瘍でも初期には潰瘍を形成しない．**腫瘍が半球形でなく扁平，境界が不明，有痛性，潰瘍形成などは悪性の所見である**．

　唾液腺腫瘍は頻度は少ないが，舌（舌下面，舌根），口腔底，頬部にも発生する（**p30, 図13参照**）．

◆ Point ◆

　好発部位は診断の一助となる．
　たとえば，硬軟口蓋移行部片側性に生じる半球状腫瘤は唾液腺腫瘍と診断できる．良性，悪性の鑑別については，腫瘤の形状によって推察できる．

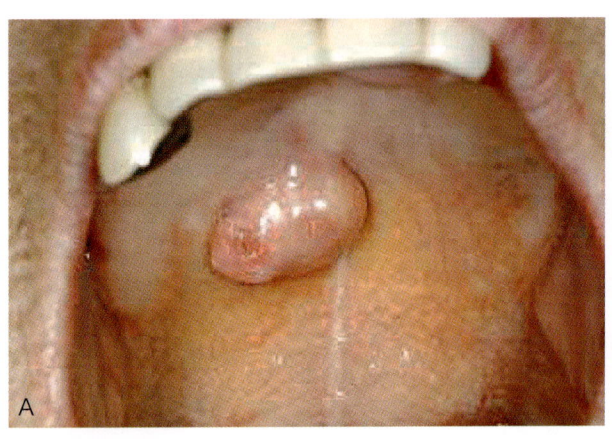

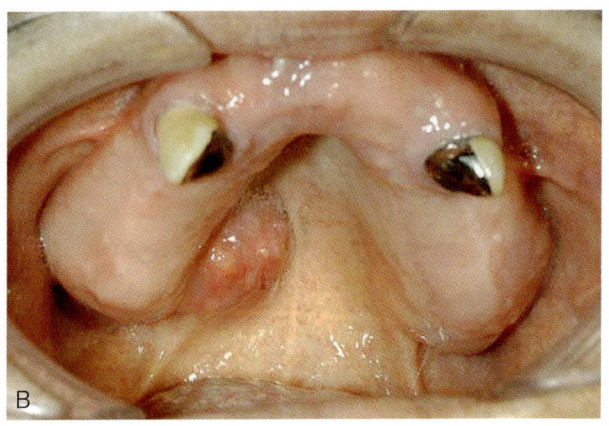

図4　唾液腺腫瘍
　両腫瘍は硬口蓋，軟口蓋移行部片側性に生じている．良性腫瘍は境界明瞭な半球状腫瘤を示すのに対し，悪性腫瘍は境界不明瞭で扁平な腫瘤を示す．
A：多形腺腫．良性を示唆する有茎性腫瘤．
B：腺様嚢胞癌．悪性を示唆するび漫性腫瘤で，表面はやや粗造．

III 口腔の腫瘍

2) 非上皮性腫瘍

良性腫瘍のなかには先天的奇形（過誤腫†）が含まれている．口腔の良性腫瘍には真の腫瘍というよりは過誤腫や慢性刺激による反応性の過形成†病変が多い．

①線維腫（図5）

線維腫は線維芽細胞とコラーゲンからなる限局性の線維性の腫瘍性増殖物をいう．多くは慢性刺激による反応性の過形成病変で，刺激性線維腫とよばれる．境界明瞭，半球形，小豆大～大豆大の硬い腫瘤として，舌，頰粘膜によくみられる．不適合な義歯が原因で生ずる歯肉の線維腫は義歯性線維腫（図6）とよばれる．

②神経系腫瘍

神経鞘腫（図7）と神経線維腫とがある．前者は末梢神経のSchwann鞘から発生する腫瘍で口腔ではおもに舌にみられる．後者は，Schwann細胞と線維芽細胞からなる腫瘍で，口腔では単発性神経線維腫はまれである．

多発性の神経線維腫（神経線維腫症）と皮膚の色素斑（カフェオレ斑）を特徴とする遺伝疾患をvon Recklinghausen病（p47参照）という．口腔では色素斑はみられないが，舌，口唇，口蓋，歯肉，頰に神経線維腫が単発あるいは多発する（p48, IV章図8）．

†過誤腫
過誤腫とは真の腫瘍でなく組織構成成分の異常，組織の先天性迷入，本来は退縮すべき組織の遺残が腫瘤状を示すものをいう．

†過形成
外来の刺激に対する正常細胞の応答として細胞増殖が起こり，組織の体積が増加することである．

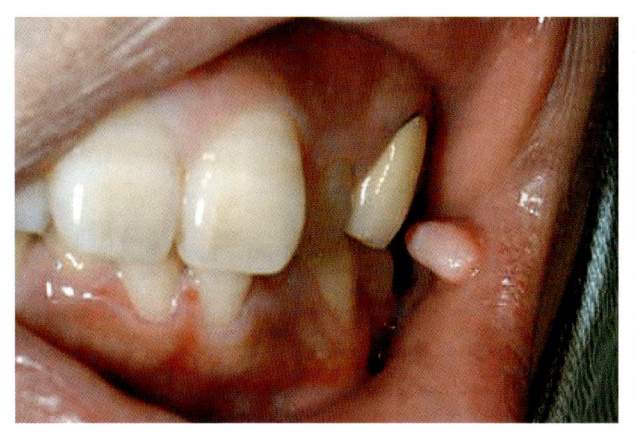

図5　線維腫
口角付近の頰粘膜に弾性硬の有茎性腫瘤（ポリープ）をみとめる．

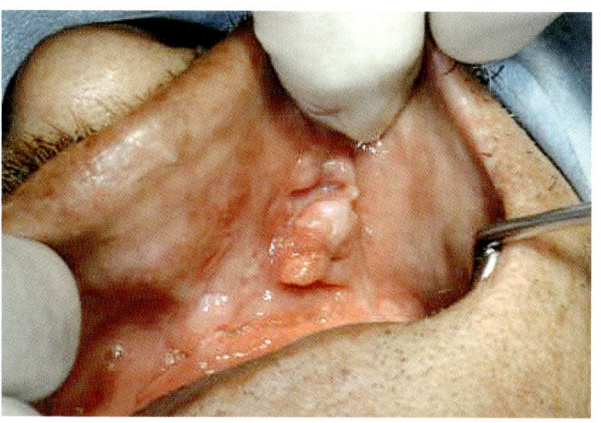

図6　義歯性線維腫
義歯床縁に接する部位に不正形の硬い腫瘤をみとめる．

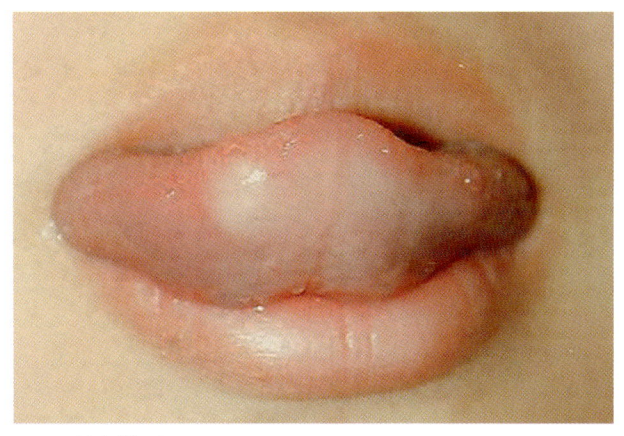

図7　神経鞘腫（文献1）より）
右側舌尖部に，弾性硬の腫瘤をみとめる．

③血管腫（血管奇形）（図8）

血管腫は腫瘍というよりは，過誤腫，血管奇形に含まれる[†]．口腔でもっともよくみられるものは海綿状血管腫（静脈性血管奇形）で，拡張した多数の静脈からなる．口唇や舌に好発し，静脈の色調（暗紫色）を示す腫瘤，腫脹としてみられる．血管中には多量の血液が含まれているので，圧迫により縮小，退色する．

[†]**血管系腫瘍**
従来，血管腫とよばれていたものは血管奇形である．しかし，血管由来の真の腫瘍も存在する．血管周皮腫のように悪性の範疇に含まれるものが多い．

◆ Point ◆

血管腫（血管奇形）に試験切除などのメスを入れてはならない．大量出血の原因になる．

付：紫斑[†]を示す疾患（図9）

紫斑は出血斑の総称で，大きさ別に点状出血，斑状出血，び漫性出血に分けられる．外傷や手術後のび漫性の内出血も紫斑であるが，通常，血腫とよばれる．問題となるのは，①血管壁の異常や②血小板の異常，③血液凝固系の異常によって生ずるものである．これらは特に強い外傷を受けたわけでもないのに，皮膚や口腔粘膜に紫斑を生ずる．①や②では点状出血など小さな紫斑が，③では斑状出血や深部性のび漫性出血がみられる．①にはOsler病，アレルギー性紫斑病など，②では特発性血小板減少性紫斑病，再生不良性貧血紫斑病など，③には血友病，von Willebrand病，肝臓病などがある．

[†]**紫斑の鑑別**
血管奇形（血管腫）や紅斑はガラス板で圧を加えると色調が消退する．一方，紫斑は圧迫による退色をみとめない．

④リンパ管腫（図10）

リンパ管腫はリンパ管の数の増加と拡張からなる組織奇形である．約75％が生後1歳までに口腔や頸部にび漫性腫脹を示す．

毛細リンパ管腫，海綿状リンパ管腫，嚢胞状リンパ管腫に分類される．口腔によくみられるものは海綿状リンパ管腫で，舌では巨大舌，口唇では巨大唇を呈する．管腔内にリンパ液を含み，浅在性のものでは表層が透明感のある顆粒を示す．深在性，とくに嚢胞状リンパ管腫では幼児の頸部に波動を触れる柔らかい腫脹を示す．

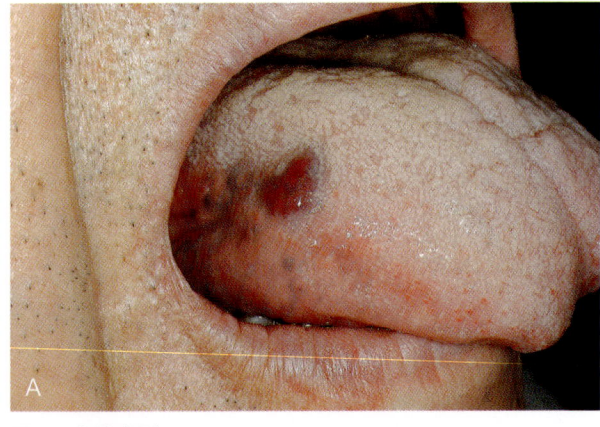

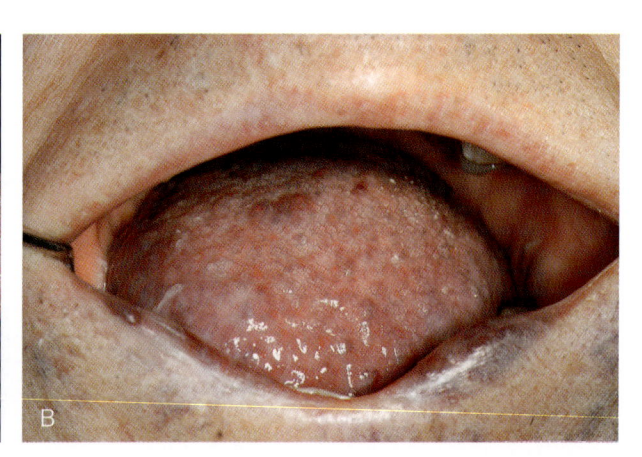

図8 血管奇形
A：右側舌に静脈が浮き出たような腫瘤をみとめる．
B：舌全体および下口唇に，静脈瘤あるいは内出血様の青紫色のび漫性腫脹をみとめる．紫斑（内出血）は圧迫に退色しないのに対して血管奇形は圧迫により縮小，退色する．

⑤その他

以下の腫瘍はいずれもまれであるが，あげておく．

i **脂肪腫**：成熟した脂肪細胞からなる腫瘍である．口腔内ではまれであるが，頰粘膜や口腔底にみられることがある．

ii **疣贅型黄色腫**：多量の脂質を含む泡沫細胞からなる腫瘍を黄色腫という．口腔粘膜下では疣贅型黄色腫が多く，歯肉や口蓋に乳頭状隆起を示す（**図11**）．

iii **平滑筋腫**：舌や口蓋にみられる．口腔の平滑筋腫は血管壁平滑筋に由来するものと考えられている．

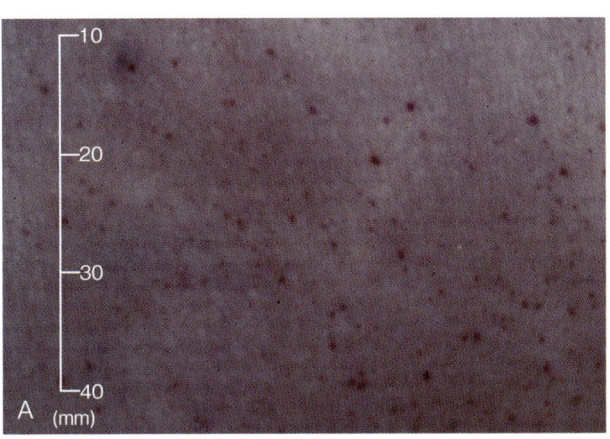

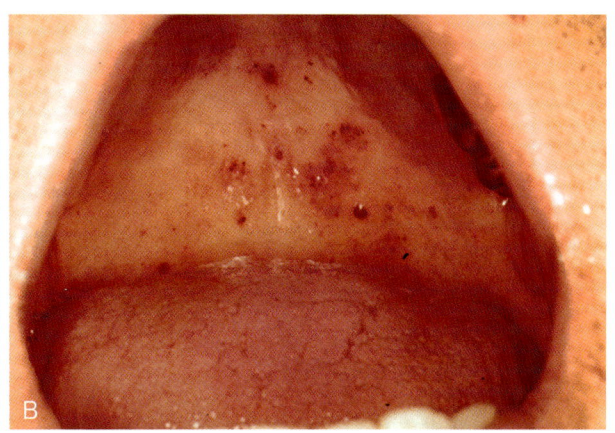

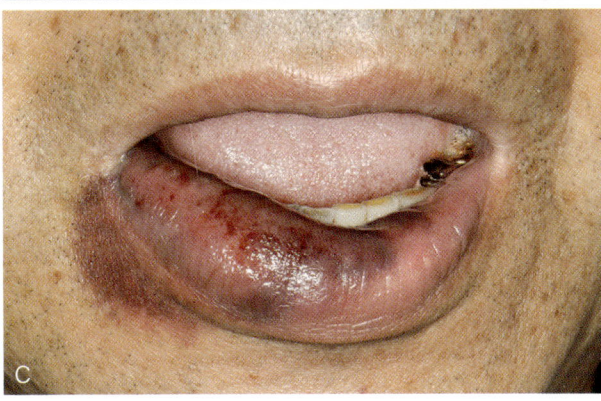

†**ルンペルレーデ試験；Rumpel-Leede 試験**
毛細血管抵抗試験の1つ．マンシェットにて収縮期圧と拡張期圧の中間値圧で5分間上腕部を巻き，その後出現する0.5mm以上の出血斑の数をかぞえる．

図9 血腫と紫斑
A：上腕部皮膚の点状出血（特発性血小板減少性紫斑病のRumpel-Leede 試験†）．
B：特発性血小板減少性紫斑病の口蓋に鮮紅色を示す点状出血をみとめる．
C：外傷後のび漫性血腫，び漫性内出血（紫色）を呈する．

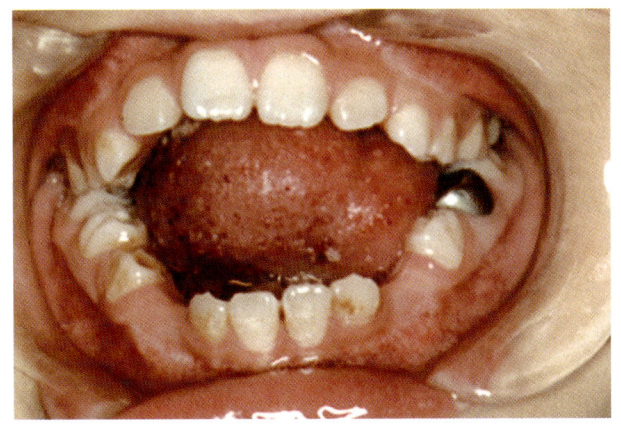

図10 リンパ管腫
巨大舌のため開口を呈する．巨大舌の表面は透明感のある顆粒状を呈する．

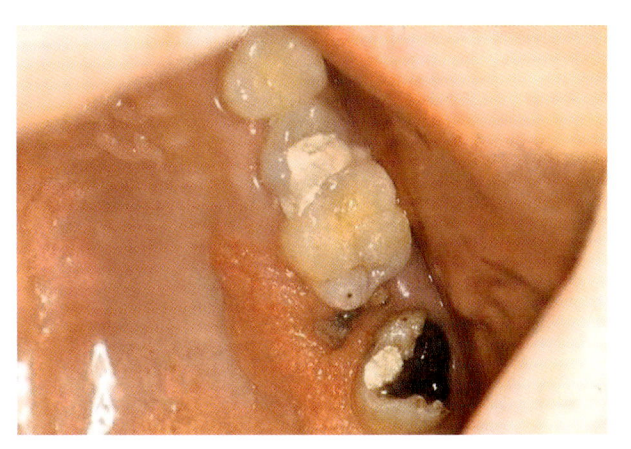

図11 疣贅型黄色腫（文献1）より）
口蓋粘膜に，黄色，ピンク色の顆粒状，乳頭状隆起としてみられる．

3）顎骨腫瘍，腫瘍性疾患

　顎骨腫瘍のおもなものは歯から発生する**歯原性腫瘍**である．歯は歯原性上皮のみならず，象牙質，セメント質など間葉系組織から構成されている．腫瘍は上皮性腫瘍や間葉性腫瘍，上皮・間葉両者からなる混合腫瘍も発生する．腫瘍組織は複雑で多種の歯原性腫瘍が存在する（**p80，参考資料1**）．歯原性腫瘍はおもに顎骨に発生し，大多数は良性腫瘍であり，代表的な腫瘍はエナメル上皮腫と歯牙腫である．

　その他，顎骨には骨に関連した良性腫瘍や悪性腫瘍もみられる．**骨腫，骨芽細胞腫，骨軟骨腫，骨肉腫，線維性骨異形成症**などである．なお，腫瘍よりも頻度の高い顎骨疾患は歯根囊胞や含歯性囊胞などの歯原性囊胞である．

　通常，顎骨の腫瘍や囊胞ははじめ顎骨内で増殖し，口腔に症状を現さない場合が多い．大きくなると歯列不正や顎骨の腫脹などの変化がみられる．**痛みや麻痺など神経症状を示す場合は悪性腫瘍を疑う．骨肉腫**など悪性では進行により歯肉に**肉芽様腫瘤**を形成する（**p39，図23参照**）．

　よくみられるのは真の腫瘍でなく，皮質骨の過剰発育による骨隆起（骨膨隆，外骨症）である．好発部位は口蓋骨正中部と下顎骨臼歯部舌側部でそれぞれ口蓋隆起，下顎隆起とよばれる（**図12**）．

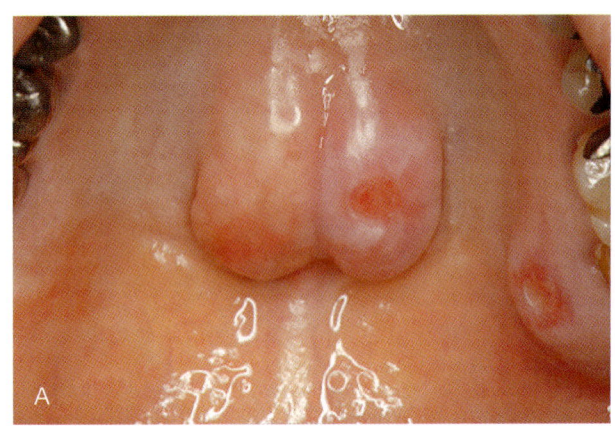

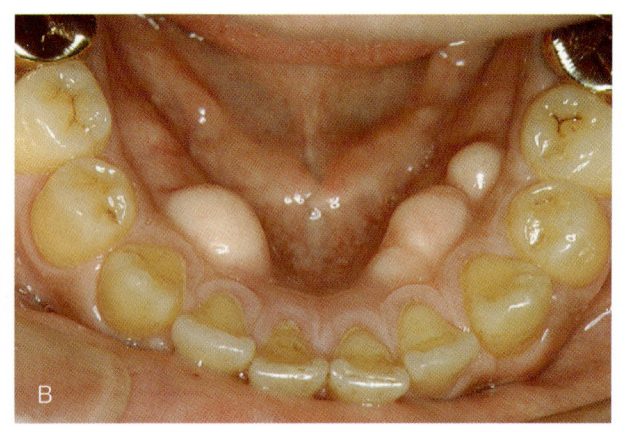

図12　口蓋隆起と下顎隆起（文献1）より）
A：口蓋隆起．硬口蓋正中部に骨隆起をみとめる．通常，骨隆起被覆粘膜は正常であるが，この症例では粘膜に外傷による圧痕，びらんがみられる．
B：下顎隆起．下顎小臼歯部舌側に半球形の骨隆起をみとめる．

4 口腔にみられる悪性腫瘍 (表2)

　口腔にみられる頻度が高い腫瘍は悪性上皮性腫瘍で，非上皮性腫瘍は少ない．もっとも頻度の高いものは扁平上皮癌で，次によくみられるものは唾液腺腫瘍の悪性型である．非上皮性としては悪性リンパ腫が時折みられるが，他はまれである．

1) 口腔扁平上皮癌

　口腔がんの80%以上は口腔粘膜から発生する扁平上皮癌である．がん登録が徹底されていないので，正確な罹患率は不明であるが，ある調査によると口腔扁平上皮癌は1975年の2,100名から2005年で6,900名に増加，2015年では7,800名になると予想されている[2]．これはがん全体の1〜2%，頭頸部癌の約半数にあたる．年齢的には60歳代に多く，男女比は3：2である．

(1) 口腔がんの部位…UICCの解剖学的分類

　口腔とは口唇粘膜面，頬粘膜部，上下歯槽・歯肉，硬口蓋，舌（舌前2/3），口腔底をいう（表3）．

(2) 好発部位 (図13)

　わが国では口腔扁平上皮癌の60.0%が舌癌である．舌癌のほとんどは舌縁から舌下面にかけて発生する．舌背はまれである．
　舌についで歯肉に好発する．歯肉癌を上下顎でみると下顎に2倍弱程度多く，上下とも臼歯部に発生しやすい．ついで口腔底や頬粘膜に多く，口蓋癌は比較的まれである．口腔底癌では舌下小丘付近によくみられる．

◆ Point ◆

　口腔癌の半数は舌縁に発生する．

表2　口腔にみられる悪性腫瘍

上皮性腫瘍	口腔扁平上皮癌	舌，歯肉，頬，口腔底に好発する
	悪性唾液腺腫瘍（唾液腺癌）	小唾液腺では硬・軟口蓋移行部に好発する
	上顎洞癌	上顎洞癌が下方に進展すると歯の動揺，歯肉腫脹など口腔に症状を示す．上顎臼歯抜歯後，治癒不全で発見されることがよくある．
	転移癌	他部位の癌が口腔に転移することがある．転移部位は下顎に多い．
非上皮性腫瘍	悪性リンパ腫	顎下や頸部リンパ節に加え，口腔内や顎骨にもみられる．
	悪性黒色腫	上顎臼歯部や口蓋にみられる．
	肉腫	肉腫はまれで，骨肉腫が多く，若年者にもみられる．

表3 腫瘍の発生部位の解剖学的分類
（UICCによる口腔癌の亜部位分類）

頰粘膜部
　上・下唇の粘膜面
　頰の粘膜面
　臼後部
　上下頰歯槽溝（口腔前庭）
上歯槽と歯肉（上歯肉）
下歯槽と歯肉（下歯肉）
硬口蓋
舌
　有郭乳頭より前（舌前2/3）の舌背
　面および舌縁（舌前2/3）下面（舌腹）
口腔底

● 扁平上皮癌
○ 唾液腺癌

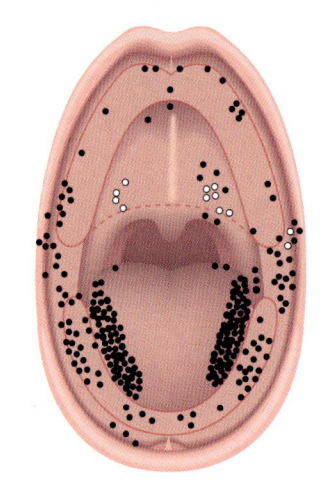

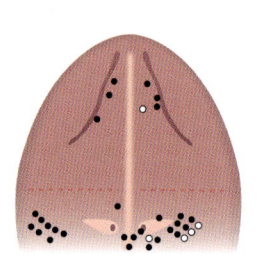

舌下面および口腔底

● 扁平上皮癌

発生部位	症例数
頰粘膜部	43*
上歯肉	23
下歯肉	50
硬口蓋	5
舌	128
口腔底	23
その他**	5
計	277

* 下唇粘膜3，臼後部3を含む
** 舌根，軟口蓋は咽頭部に分類される

○ 唾液腺癌

発生部位	症例数
口蓋	10
口腔底	7*
頰部	3
舌下面	1
計	21

* 舌下腺を含む（分類上は口腔癌でなく大唾液腺腫瘍に含まれる）

図13 口腔癌の発生部位（九州大学病院顔面口腔外科 2000〜2009年）

2）口腔扁平上皮癌の症状

　口腔癌は**花キャベツ様**，あるいは**肉芽様腫瘤**を示す．腫脹（腫瘤）は腫瘍の主症状であるが，**良性，悪性の鑑別は周囲との境界である**．腫瘤が周囲組織に**癒着**したり，周囲組織に硬結を触れる場合は進行がんを疑う．口腔癌（扁平上皮癌）は表層の口腔粘膜上皮から発生するので，初期の段階から症状を肉眼的に観察できる．初期症状は粘膜の白斑や紅斑である．やがて**つぶつぶ（顆粒状）**，びらんや潰瘍を伴う腫瘍へと増大していく．腫瘍の増殖する方向（増殖様式）によって3つの型に分類できる（**表4**）．増殖様式がよくわかるのは舌癌，口腔底癌，頰粘膜癌などの可動部の癌である．
　歯肉癌など不動部の癌では，可動部の癌のように増殖様式による分類は困難である．**顆粒状腫瘤**，**肉芽様腫瘤**，**潰瘍形成**などが癌のおもな症状である．

表4　口腔扁平上皮癌の増殖様式別症状

増殖様式	症　状	鑑別病変	鑑別点
初期癌 表在性増殖（図14）	白　斑 紅　斑 びらん	前癌病変 ・白板症 ・紅板症 前癌状態 ・扁平苔癬	癌を疑う所見 ・紅板症は癌とみなす ・紅斑混在型白板症 ・疣状白板症 ・舌縁から口腔底の白板症
外向性増殖（図15）	花キャベツ様腫瘤 （表面顆粒状）	乳頭腫 乳頭腫症	乳頭腫は10mm以下の限局性腫瘤． 一方，扁平上皮癌や乳頭腫症では周囲との境界不鮮明
	肉芽様腫瘤	炎症性肉芽 肉　腫	
内向性増殖（図16）	底広がりの腫瘤（硬結）	炎症性細胞浸潤	腫瘍は不可逆性（抗炎症薬，抗菌薬に無反応）
	噴火口様潰瘍	褥瘡性潰瘍やその他の潰瘍疾患	潰瘍（噴火口様）は特徴的．底部に硬結

　腫瘍がある程度大きくなると腫瘤を形成する．良性と悪性の違いは良性が限局性であるのに対し，悪性は浸潤増殖するので，周囲組織との境界が不鮮明である．粘膜上皮由来腫瘍の表面は乳頭状，顆粒状で，癌では全体的に花キャベツ様腫瘤を形成する．良性の乳頭腫もよく似た形態を示すが周囲組織に浸潤せず，有茎性形態を示す．有茎性の腫瘍は良性の特徴である．一方，悪性度の強い腫瘍は周囲への浸潤（硬結）が強くなる．

(1) 増殖様式別症状

①初期癌，表在性癌（図14）

　白板症，紅板症などの前癌病変でみられる症状はがんの初期症状の1つである．また，これらは上皮肥厚や萎縮など角化異常を示す症状でもある．深さが5mm以下のがんを表在性がんとよぶが，このタイプの**がんは浸潤は浅い**けれども，面積的には**広範囲に及ぶ**ことが多い．白色変化が主で，**表面は粗造で顆粒状**を示し，時にびらんがみられることもある．

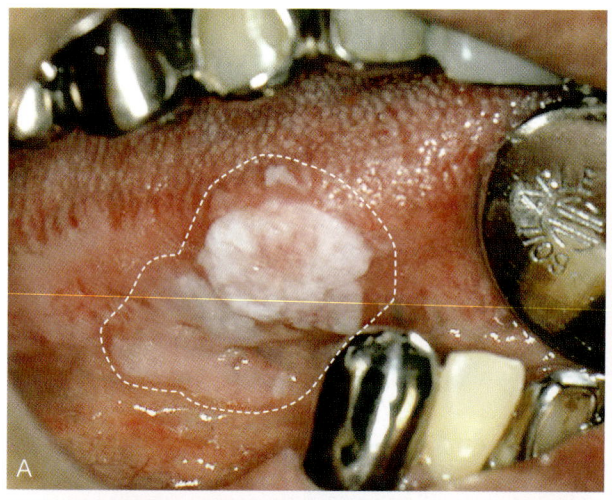

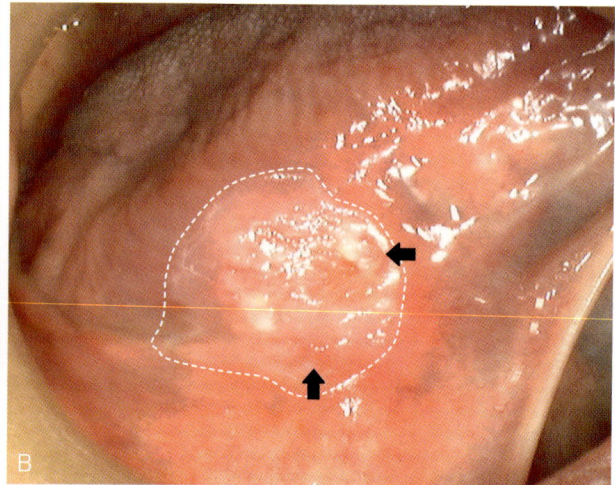

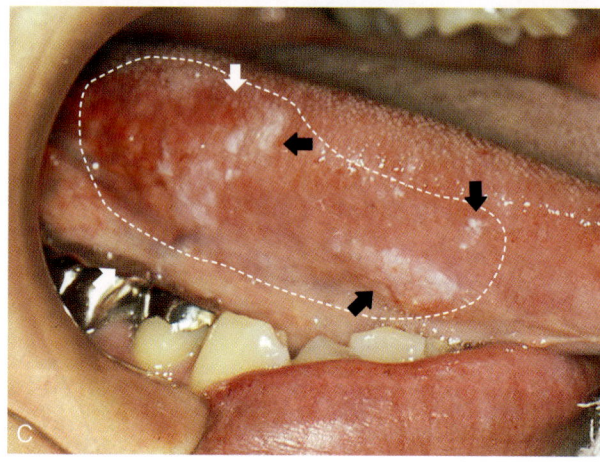

図14　初期癌，表在性癌
A：舌癌．初期．厚みの異なる白斑からなる表在性癌．白斑範囲を点線で示す．
B：舌癌．びらん．浅い潰瘍からなる表在性癌（➡）．
C：舌癌．紅斑（⇨）と大小多数の白斑（➡）が散在する表在性癌．浸潤範囲を点線で示す．

②外向性増殖様式（図15）

角化亢進が進み，外向性に増殖すると白斑は乳頭状形態をとる．**表面は顆粒状**を示し，全体的には**花キャベツ様腫瘤**を形成する．花キャベツ様の表層形態は乳頭腫に類似したものである．乳頭腫は上皮下結合組織に深く増殖せず，もっぱら外向性に大きくなり，有茎性の（シイタケのような）形態をとる．有茎性腫瘤はポリープ様ともいわれ，良性の腫瘍や過形成病変の特徴的形態である．

これに反して，**上皮下結合組織に浸潤するのががんである**．外向性であっても周囲組織との境界は明瞭でない．角化が著明でない場合は花キャベツ様の腫瘤でなく，**肉芽様腫瘤**を形成することもある．

③内向性増殖様式（図16）

内向性，つまり深部の結合組織に浸潤する癌をいう．癌が結合組織に浸潤した部分は硬くなり，しこりを触れるようになる．この硬いしこりを**硬結**という．角化性変化は軽度で，しばしば**噴火口様の癌性潰瘍**を形成する．内向性がんは再発や転移のしやすい悪性度の高いものである．

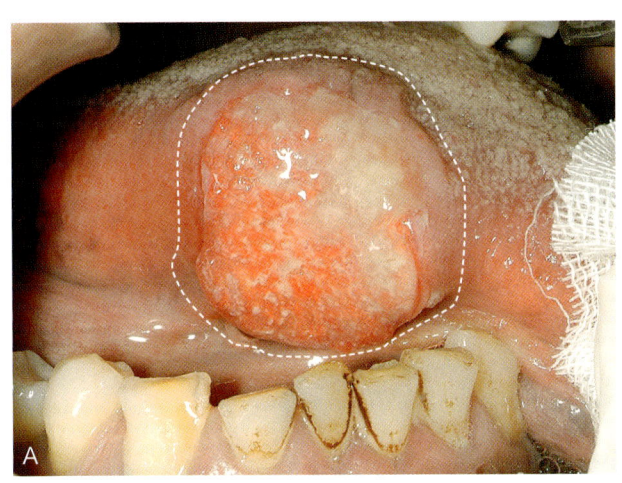

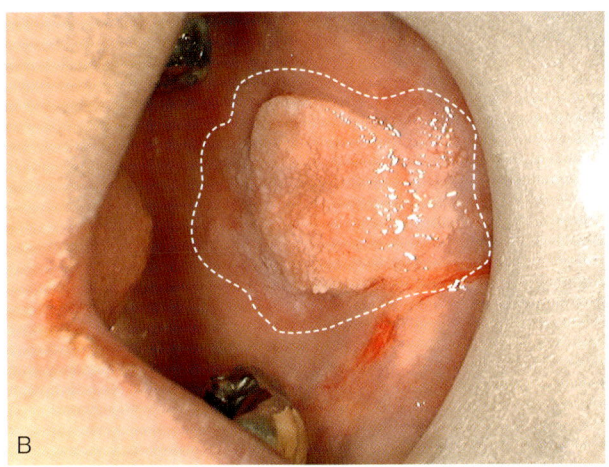

図15 外向性増殖様式
A：舌癌．肉芽状で外方性に増殖している．腫瘍底部の舌には硬結を触れる．
B：頬粘膜癌．表面顆粒状で乳頭腫様の腫瘤がみられる．乳頭腫（p23の図2）とは異なり，乳頭状病変は周囲粘膜に拡大し（点線），底部に軽度の硬結を触れる．軽度出血もみられる．

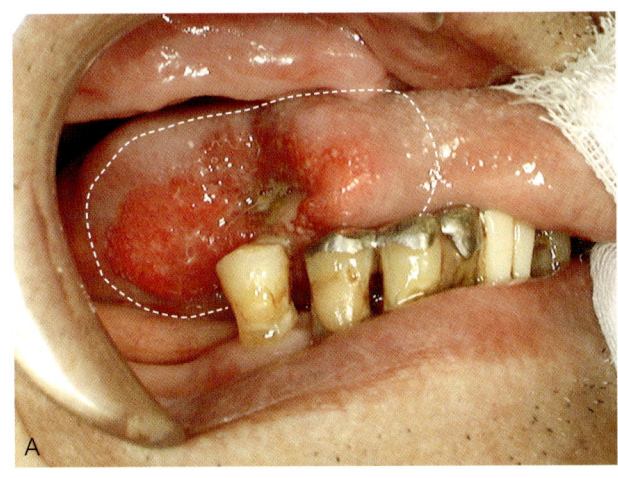

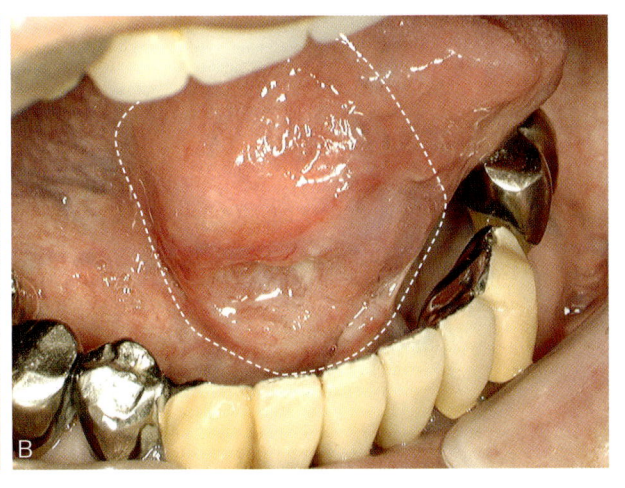

図16 内向性増殖様式
A：舌癌．膨隆は軽度で，点線で示した範囲から舌中央にかけて硬いしこり（硬結）を触れる．硬結の中央部に潰瘍がみられる．
B：舌から口腔底癌．表面は正常粘膜で，膨隆は軽度であるが，底部に硬結を触れる（点線は硬結範囲）．この症例は口腔癌部に噴火口状潰瘍をみとめる．

（2）部位別症状

①口唇癌

わが国における口唇癌はまれである．UICC の取り扱い上，口唇の内面（口腔側）の癌は頰部の癌に含まれる．わが国では口唇の内面のものが多い（**図 17**）．

②頰粘膜癌

口腔癌の解剖学的分類では頰は頰粘膜のみならず，上下の頰歯槽溝，臼後部を含む．頰粘膜癌（扁平上皮癌）は咬合線に相当する部分や口角付近の頰粘膜に好発する（**図 18**）．また，臼後部にも時折みられる．小さな乳頭状腫瘤，肉芽状腫瘤，噴火口様潰瘍などの症状がみられる．粘膜下に頰腺由来の唾液腺腫瘍，脂肪腫なども時折，発生する．

③舌　癌

舌癌はもっとも頻度の高い口腔癌で，他部位の口腔癌に比べ，発生年齢が低く，20～40歳代の若年者にも罹患する．そのほとんどは舌縁から舌下面にかけて発生し，舌背ではまれである．舌縁の白板症は癌化の可能性が高い．癌化の危険性の高い白板症や初期癌では白斑・紅斑混在型が多く，癌の進行とともに表面粗造で顆粒状となり，びらんや潰瘍を伴うようになる（**図 14 参照**）．腫瘍が外方に増殖すると，花キャベツ様あるいは肉芽様腫瘤を形成する（**図 15 参照**）．内に向けて浸潤する癌は表面の症状が目立たず，硬結をおもな症状とする（**p ⅷ，症例 3，図 16 参照**）．癌の浸潤が進むと，舌の運動障害をきたす．内向性癌はしばしば噴火口様潰瘍（**図 16A，B**）を形成する．浸潤の度合いなどを確認するためには触診が必要である．舌縁の小さな腫瘤は双指診で，腫脹が口腔底に拡大している場合は口内外から双手診で触診する．

④口腔底癌

口腔底癌は口腔癌の約 10％を占め，舌，歯肉についで頻度の高いものである[3]．男性に多い．口腔底の前後を比較すると前方に多く，とくに舌下小丘付近によくみられる．臨床症状は舌癌に類似し，①顆粒状白斑や紅斑が主体の表在性癌や，②花キャベツ様あるいは肉芽様腫瘤を形成する外向性腫瘍（**図 19A**），③硬結や噴火口様潰瘍を示す内向性腫瘍がみられる（**図 19B**）．解剖学的に口腔底は狭く，舌や歯肉に接しており，舌や歯肉，顎下腺管に容易に波及する．進行により，顎下腺管閉塞による唾液分泌障害や下顎骨の吸収もみられる．

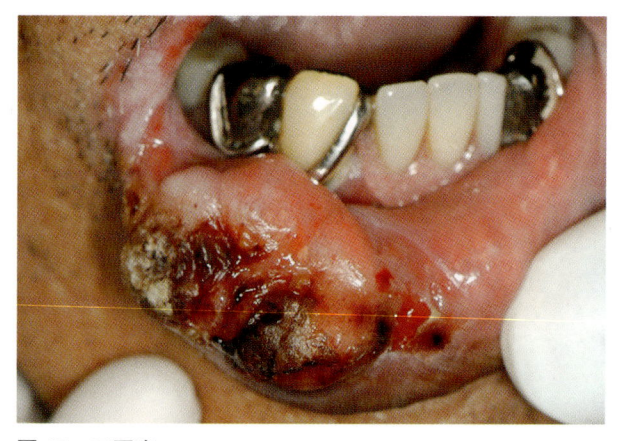

図 17　口唇癌
下口唇に潰瘍と硬結を伴う腫瘤．

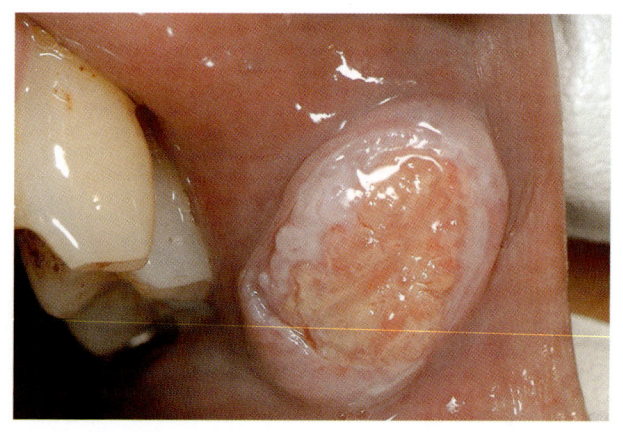

図 18　頰粘膜癌
口角付近．頰粘膜に比較的境界の明らかな半球状の肉芽様腫瘤をみとめる．

⑤ **歯肉癌**

歯肉癌は舌癌についで多い口腔癌である．発生年齢は高く，70歳代に多い．上下顎では下顎に2倍程度多く，前後では上下顎とも臼歯部に発生しやすい．

歯肉癌は初期には症状に乏しく，早期発見が比較的難しい．歯肉は薄い組織で歯や歯槽骨と接しており，癌が骨膜に沿って浸潤することが多い．そのため，辺縁性歯周炎や歯周病との鑑別が困難な場合がある．硬組織の診断にはX線検査が不可欠となる．良性腫瘍や嚢胞性疾患では辺縁が明瞭な骨吸収像を示すが，悪性腫瘍は不規則な歯槽骨の吸収像や，虫食い状の骨吸収破壊像を示す．歯の動揺で抜歯を行い，抜歯窩治癒不全が生じて，はじめて歯肉癌を疑う場合もある（p ⅷ，症例3）．抜歯窩から盛り上がるような不良肉芽がみられる場合は悪性腫瘍を疑うべきである（図20A, B）．進行とともに，歯肉腫脹，乳頭状腫瘤，肉芽状腫瘤，潰瘍形成が著明になってくる（図20C, D）．

⑥ **口蓋癌**

硬口蓋粘膜からの扁平上皮癌は口腔癌に含まれる．しかしその発生は少ない．症状は潰瘍形成や肉芽状腫瘤である（図21）．

口蓋に発生する腫瘍の多数は唾液腺腫瘍である．部位は特異的であり，片側性で硬軟口蓋の移行部に発生する．多くは多形腺腫であるが，腺様嚢胞癌や粘表皮癌など腺癌も発生する（p24，図4参照）．腫瘍は健康粘膜に被覆されており，腺癌であってもかなり大きくなるまで，扁平上皮癌のような顆粒状表面，肉芽様変化，潰瘍形成をみとめない．

（3）疣贅性癌（p22「乳頭腫症」参照）

扁平上皮癌の亜型の中で比較的よくみられるものに疣贅性癌がある．乳頭状，あるいは疣状の広基性の腫瘤である（図22）．悪性腫瘍であるが，浸潤は軽度で転移もまれである．

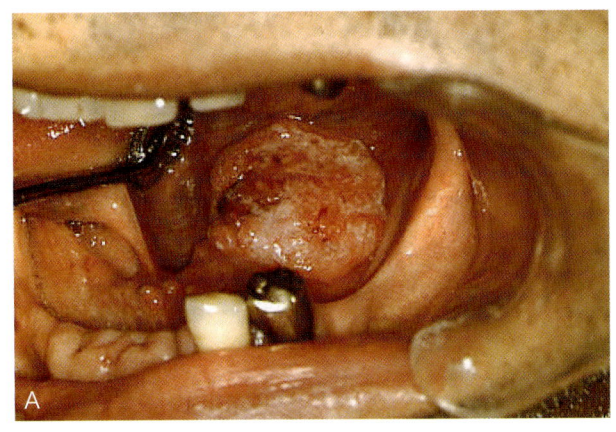

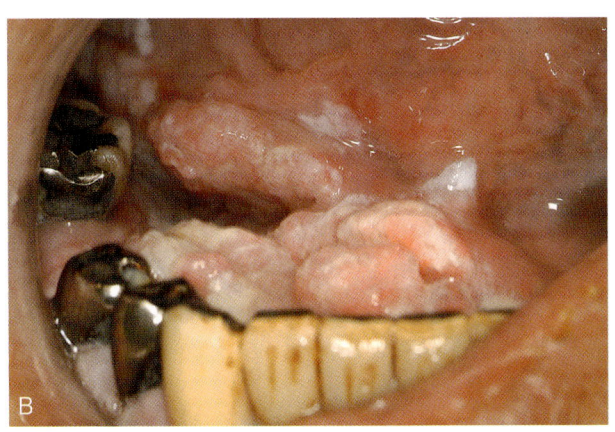

図19　口腔底癌（Aは文献1より）
A：口腔底に表面顆粒状の外向性増殖を示す腫瘤がみとめられる．
B：内向性増殖を示す表面が顆粒状の隆起と深い潰瘍がみられ，触診により舌や顎下部に至る硬結をみとめる．

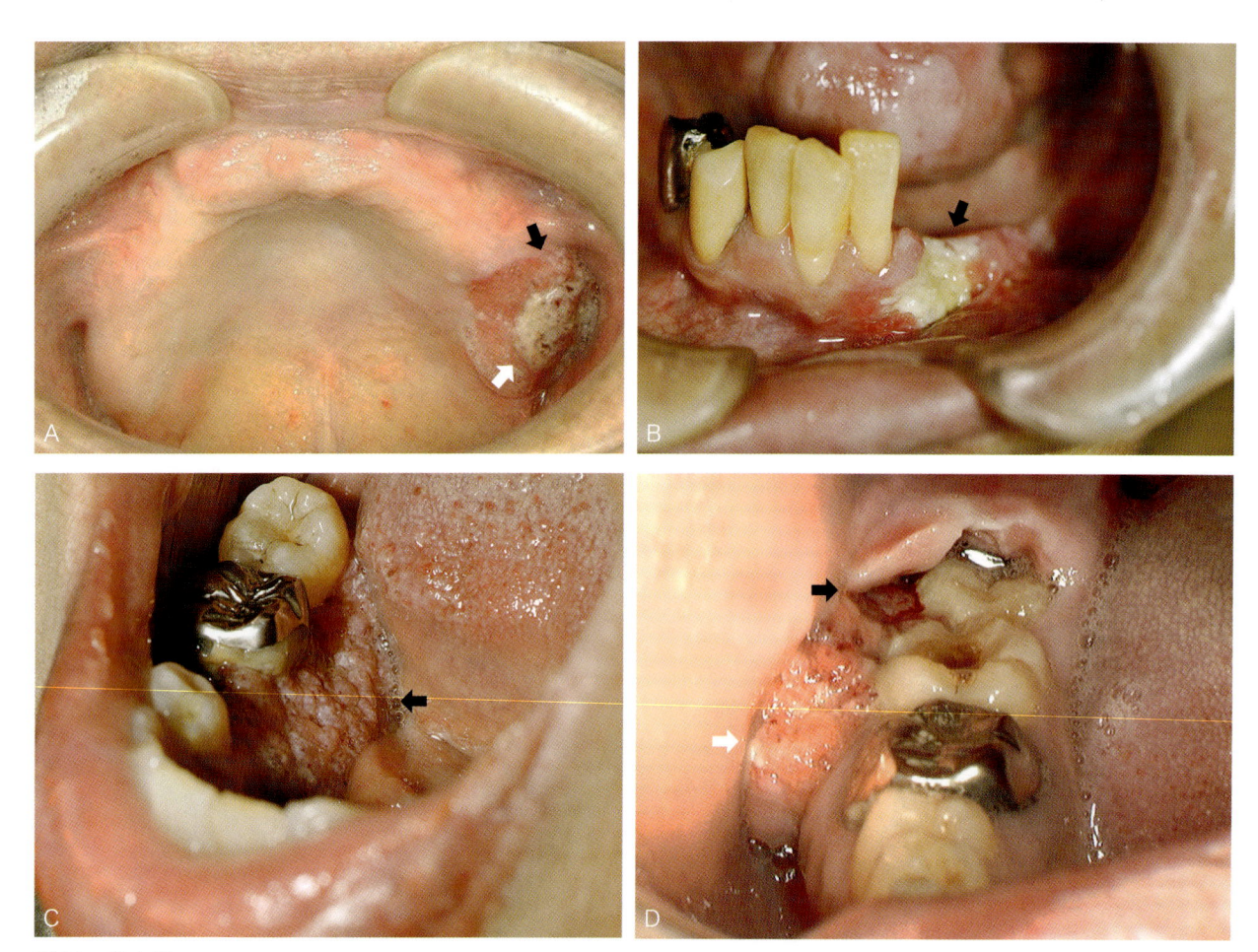

図20 歯肉癌
　A：上顎歯肉癌．臼歯部に表面粗造（一部顆粒状：➡　一部壊死様：⇨）の腫瘤をみとめる．
　B：下顎歯肉癌．義歯不適合にて来院．歯肉壊死（➡）の周囲に表面顆粒状の腫脹をみとめる．
　C：下顎歯肉癌．舌側歯肉に表面顆粒状の腫瘍をみとめる（➡）．
　D：下顎歯肉癌．下顎頬側歯肉に潰瘍（➡）と表面顆粒状の肉芽様腫瘤（⇨）をみとめる．

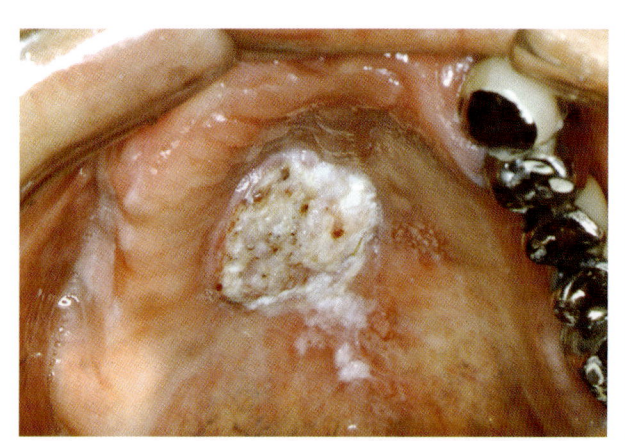

図21 硬口蓋癌（扁平上皮癌）（文献1）より）
　よくみられる口蓋の腫瘍は唾液腺腫瘍で，硬口蓋と軟口蓋移行部に生じる．図は，硬口蓋前方に表面粗造の白色隆起に加えて，周辺粘膜にも顆粒，びらんや白斑が散在している（表在性浸潤）．

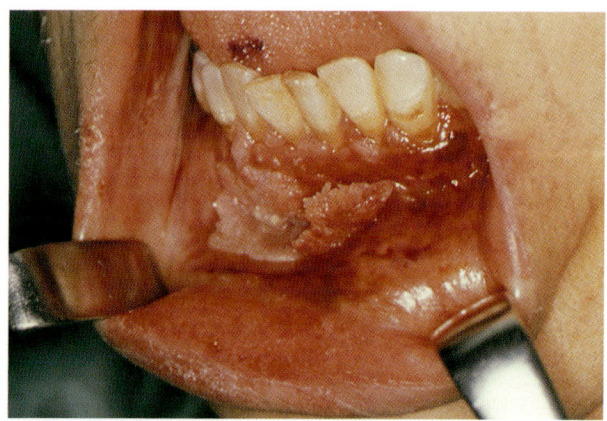

図22 疣贅性癌（文献1）より）
　乳頭状，疣状に外向性に増殖する．表面が顆粒状で広茎性腫瘤を形成し，深部への浸潤は軽度である．周囲の紅斑や内出血は生検の結果，生じたものである．

3) その他の癌

①悪性唾液腺腫瘍
唾液腺から発生する悪性上皮性腫瘍である（**p81，参考資料2参照**）．

②上顎洞癌（図23）
上顎洞癌は上顎洞粘膜から発生する癌で，口腔癌とは別のカテゴリーに分類される．自覚症状は上顎洞炎に類似したもので，口腔側に進展すると上顎や口蓋に症状を示す．

③転移癌
他部位から口腔に転移した癌をいう．顎骨，とくに下顎骨に多い．抜歯やインプラントをした部位に転移しやすい．

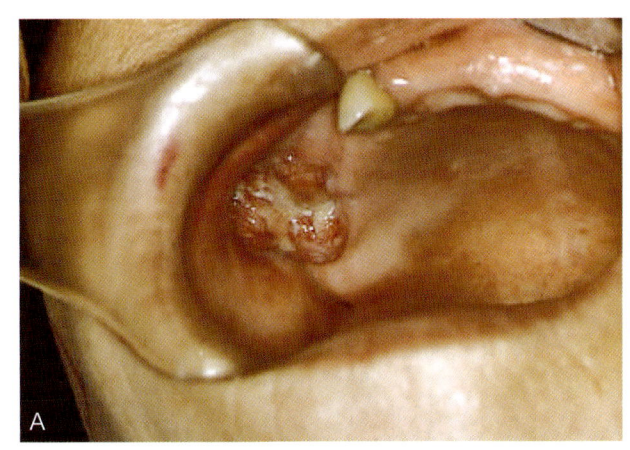

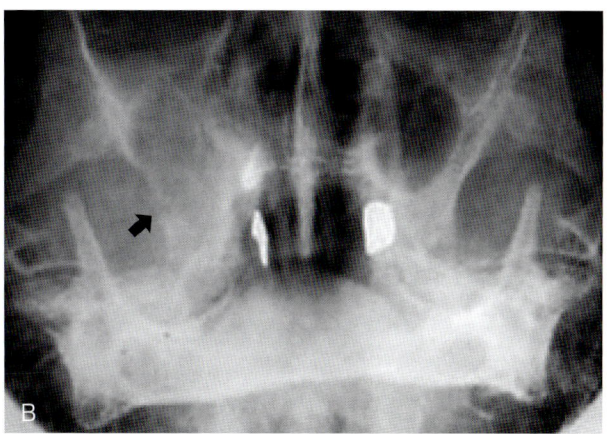

図23　上顎洞癌（文献1）より）
A：上顎臼歯の動揺のため抜歯されたが，治癒不全にて，紹介により病院受診．抜歯窩に肉芽様腫瘤がみとめられる．
B：同症例の上顎洞癌のX線像（Waters法）．患者は従来より鼻づまりなど副鼻腔症状があった．上顎洞の所見は一般のパノラマ撮影ではわかりにくい．Waters所見では，右上顎洞全体に曇っており，上顎洞後壁の破壊像も確認できる（➡）．

4）非上皮性腫瘍

①悪性黒色腫

メラニンを産生する色素細胞に由来する悪性腫瘍である．皮膚がんとしてよく知られているが，口腔にも発生する．口腔悪性黒色腫については **p46～48「色素性疾患」** で詳しく述べる．

②悪性リンパ腫（図24）

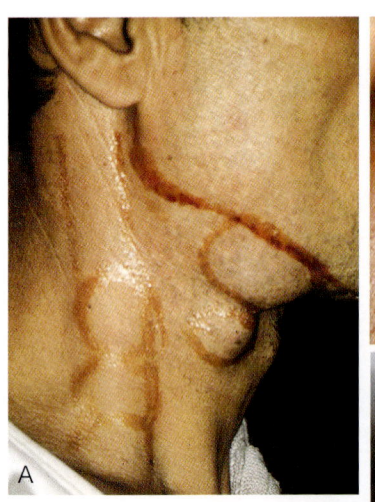

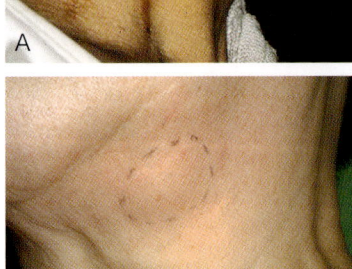

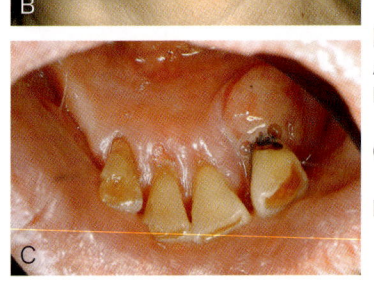

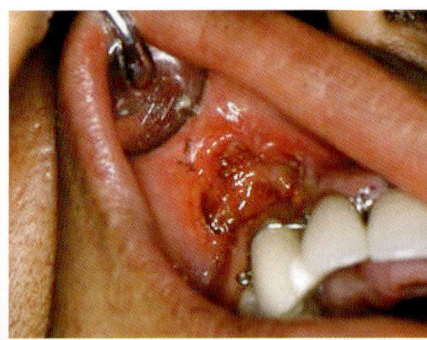

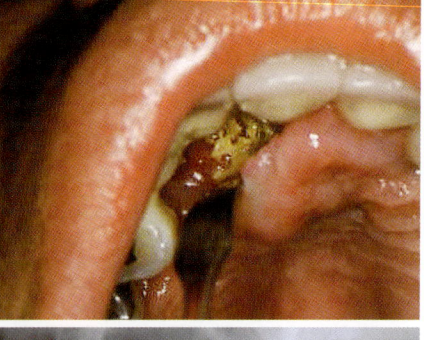

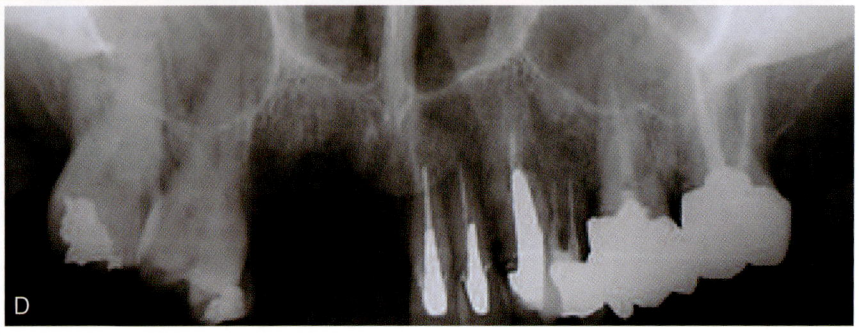

悪性リンパ腫は血液がんの一種で，臨床的にはリンパ節の悪性腫瘍である．口腔，頸部は顎下リンパ節，頸部リンパ節やワルダイエル咽頭輪などリンパ節組織が豊富であり，悪性リンパ腫の頻度が高い．リンパ節以外からも発生することがあり，これを節外性のリンパ腫とよぶ．口腔内のリンパ腫は節外性で歯肉，上顎洞，顎骨に多くみられる．リンパ節のリンパ腫は単数あるいは複数のリンパ節腫脹で発見される．節外性リンパ腫は多様な症状を示し，診断は難しい．感染症など炎症性疾患と誤診されることもある．抗菌薬に反応しないなど難治性の場合は悪性リンパ腫を疑ってみるべきである．

図24　悪性リンパ腫
A：多発性の顎下，深頸リンパ節腫脹をみとめる（イソジン液で明示）．
B：顎下部にうずら卵大の腫瘤（点線）を触れる．このような場合，腫脹が顎下腺か，顎下リンパ節か，その他であるかを触診と画像診断によってみきわめる．
C：悪性リンパ腫（節外性）．下顎歯肉に柔らかい腫瘤を触れる．節外性リンパ腫は特徴的症状がなく，診断は困難である．難治性の腫瘤や炎症性病変は注意を要する．
D：初診時，壊疽性潰瘍性歯肉炎と診断されていたが，抗菌薬の投与を行っても改善せず，試験切除の結果，悪性リンパ腫と診断された．リンパ腫と炎症性疾患の鑑別は難しいことが多く，難治性の炎症では悪性疾患である可能性を常に考慮すべきである．

③肉腫（図25, 26）

肉腫は多種の組織型があるが，いずれも口腔ではまれである．肉腫は癌腫に比べて，若年齢者にみられ，増殖が早く，治療経過は悪い．比較的よくみられるのは骨肉腫であり，頭頸部領域では下顎骨に多い．亜性線維性組織球腫は線維芽細胞様細胞と組織球様細胞からなる多形性の肉腫である．

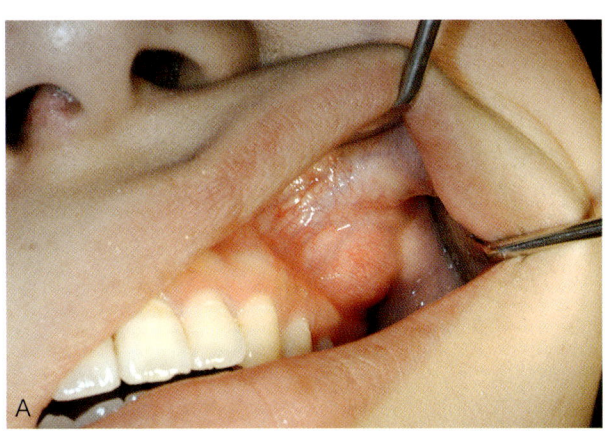

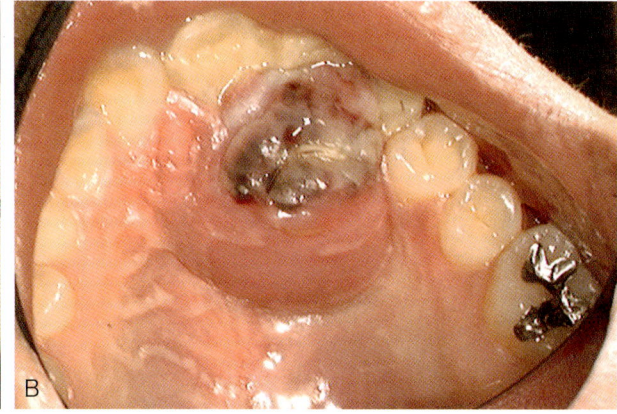

図25　骨肉腫
A：写真は限局性腫瘤にみえるが，触診するとび漫性に骨周囲に広がっていることがわかる．
B：色調，凸凹不整の肉芽様腫瘍は，悪性を強く示唆する所見である．

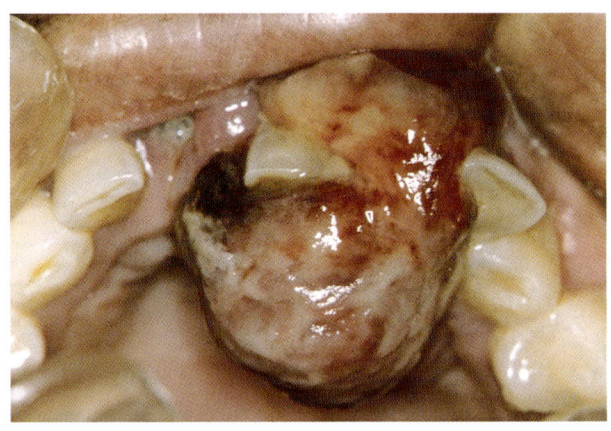

図26　悪性線維性組織球腫
　上顎前歯部に凹凸で色調不整の肉芽様腫瘤をみとめる．悪性線維性組織球腫は中高年に頻度の高い肉腫である．

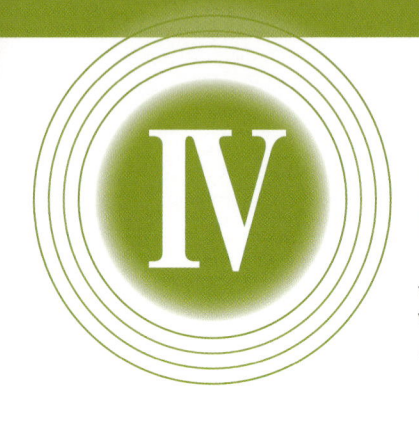

IV 口腔病変の病態と症状

1 口腔粘膜の囊胞病変

　囊胞とは袋状の病変で，液体や半流動状物質をほぼ完全な組織（囊胞壁）で囲んだものをいう．また，囊胞壁をもたない囊胞様病変（偽囊胞）も一般的にこの病変に分類されている．典型例は，歯根囊胞や含歯囊胞など歯原性の顎骨内の囊胞で，上皮性の囊胞壁をもつ．顎骨の囊胞は相当大きくなるまで口腔粘膜に症状を示さない．早期に腫脹，腫瘤を示すのは，口腔軟組織に発生する囊胞である．よくみられる病変は囊胞壁をもつ真の囊胞より偽囊胞のほうが多い．

①類表皮囊胞

　口腔では口腔底正中部からオトガイ部にかけてよく発生する．囊胞壁は角化性重層扁平上皮からなり，内腔には，おから状の角化物を含んでいる．多くの囊胞は深部に存在するため，大きくなって口腔底やオトガイ部に腫脹がみられる．

②粘液囊胞（貯留囊胞）（図1）

　肉眼で容易に認識できる囊胞は，偽囊胞の1つである粘液囊胞で，口腔の軟組織囊胞中，もっとも発生頻度の高いものである．唾液腺の導管が何らかの原因で傷害され，唾液が結合織内に溢出，貯留するもので，粘液溢出囊胞ともよばれる．10歳未満から30歳代までに好発し，50歳以後にはあまりみられない．

　　i　**粘液瘤**：口腔粘膜に多数存在する小唾液腺に関連して生ずるものを粘液瘤（mucocele）という．

　　　　下口唇の口角側にもっともよくみられ（図1A），ついで舌尖部下面の粘膜に片側性に比較的よく発生する．後者は前舌腺に関連したもので，Blandin-Nuhn（ブランダン ヌーン）囊胞ともよばれる（図1B）．まれに頰粘膜にもみられる．

　　　　症状は無痛性で，透明感のある薄青色の境界明瞭な5〜10mmの水疱（水ぶくれ）としてみとめられる．大きくなると機械的刺激で容易に破損し，粘稠な内容液が排出され，粘液瘤は消失したようにみえる．しかし，ほとんどが再発する．粘液瘤を被覆する粘膜は正常で平滑で透明感があるが，再発を繰り返した症例では粘膜が肥厚し，白色に変化してくる．

　　ii　**ガマ腫**（図1C）：舌下腺に関連したものと考えられる貯留囊胞が口腔底に出現する．大きなものはガマの咽頭囊に類似することからガマ腫（ranula）とよばれる．症状は無痛性で，口腔底の片側性で波動を触れる柔らかいドーム状の腫脹としてみとめられる．表在性のガマ腫では透明感のある青味がかった色調を示す．

　　　　類表皮囊胞も口腔底に好発するが，正中部に発生し，圧迫すると，ぬか袋を押したような感じがある．それに対してガマ腫は片側性で波動を触れる．

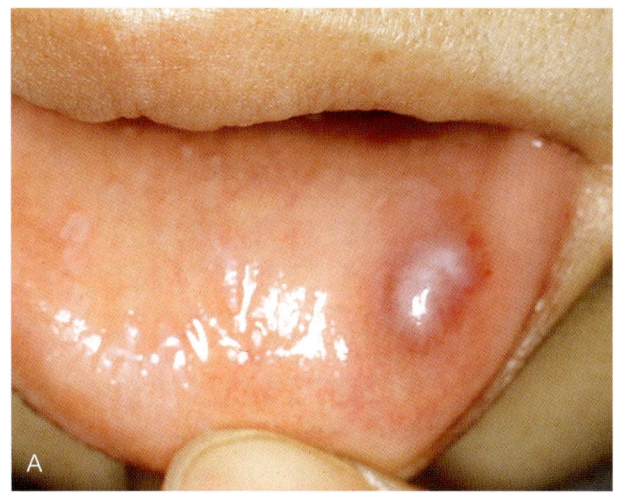

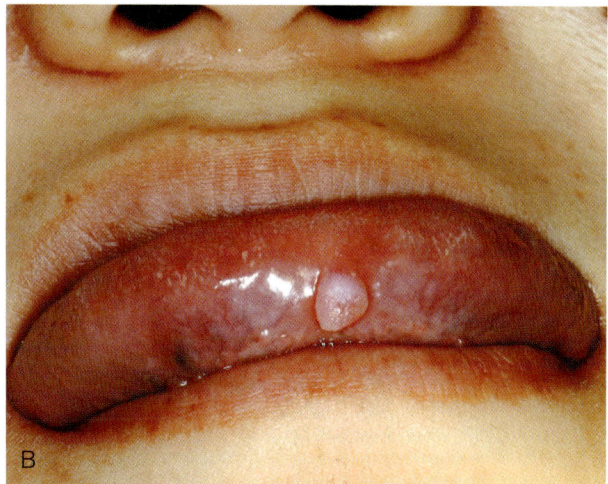

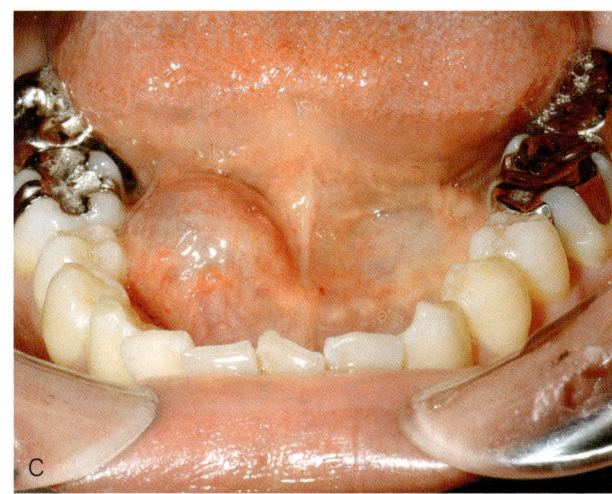

図1 粘液囊胞
A：口唇の粘液瘤．下口唇に水ぶくれ様の腫瘤．
B：Blandin-Nuhn 囊胞（舌下面）．つぶれたり，慢性刺激を受けると表層粘膜は角化し，白色を示す．
C：ガマ腫．口腔底，片側，波動を触れる半球状腫瘤．

◆Point◆

囊胞の診断にはその発生部位と囊胞内容物が有用なサインとなる．

2　白色病変と角化性病変 (図2)

①口腔白板症

　白板症とは，口腔粘膜に生じた摩擦によって除去できない白色の板状あるいは斑状の角化性病変で，臨床的あるいは病理組織学的に他のいかなる疾患にも分類されない白色病変である．白色病変のみかたについては **p7** で述べた．

◆ Point ◆

　白板症の診断に至るには，①カンジダ症，②扁平苔癬，③舌乳頭肥大や，④乳頭腫症など他の角化異常病変を鑑別しなければならない．

　白板症は40歳以降から発生し，加齢とともに増加する（2～10％）．性別では男性に多く，舌，歯肉，頰粘膜，口蓋，口腔底など種々の部位にみられる．肉眼所見は多様であるが，均一型と不均一型に大別することができる．不均一型には疣型，結節型，潰瘍型，紅斑混在型などがある．

　白板症は前癌病変として知られている（**p66 参照**）．注意すべきことは臨床的に白板症として診断した症例のなかに，初期浸潤癌が含まれていることである．紅斑混在型や疣状に増殖するものはすでに悪性化している可能性がある（**p v，症例1参照**）．疣状に増殖する白板症は乳頭腫症（**p22, 23**）や疣贅性癌と同一視する考え方もある．

◆ Point ◆

　初期癌の可能性の高いものは舌縁の白板症や，肉眼的には不均一で紅斑混在型や疣状に増殖しているものである．さらに，腫瘤状の変化や硬結，潰瘍を伴う場合は扁平上皮癌を強く疑うべきである．

②原因の明らかな白斑
　i　**ニコチン性口内炎**：喫煙の煙に触れる粘膜に生ずる白板症はニコチン性口内炎とよばれる．
　ii　**口腔毛様白板症**：HIV 感染者†の舌縁にみられるしわ状の白色病変である．EBウイルスよる口腔粘膜上皮過形成症と考えられている．

③口腔紅板症（図3）

　紅板症（紅色肥厚症）は，臨床的あるいは病理組織学的に他の疾患の特徴を示さない鮮紅色でビロード状の斑状病変である．発生はまれであるが，舌，口腔底や歯肉，頰粘膜などにみられる．

　組織学的には**高度上皮異形成**，**上皮内癌**を示す症例も多い．

◆ Point ◆

紅板症は悪性として慎重に対応する．

---

†**HIV 感染者の口腔症状**
　30％以上に口腔カンジダ症や口腔乾燥症が，10％にアフタ性口内炎が，7％に毛状白様白板症や歯肉の帯状紅斑やカポジ肉腫がみられる[4]．

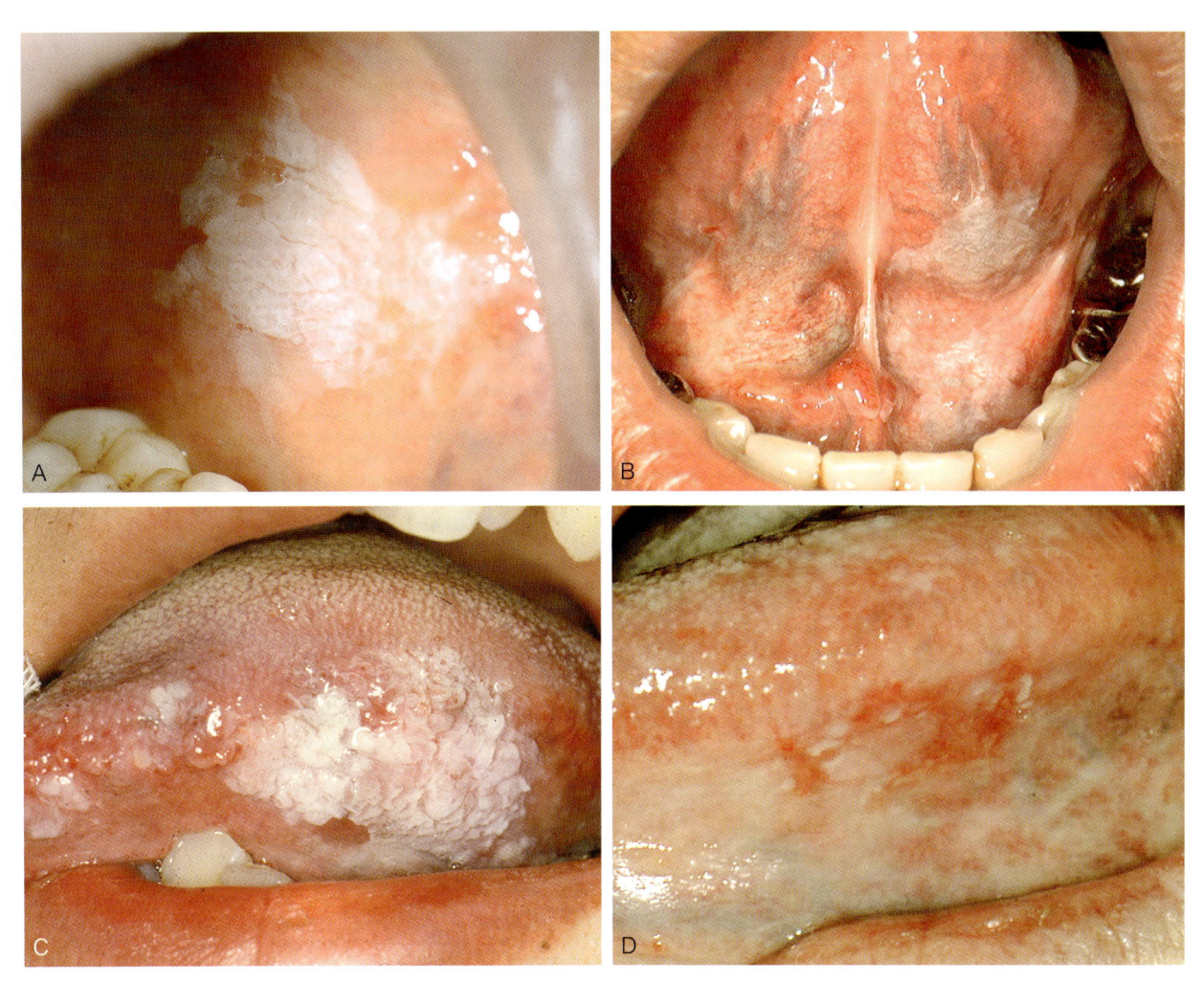

図2　白板症
A：頬粘膜．均一型で白斑型，しわ型．
B：舌下面．均一型で白斑型．
C：舌縁．不均一型で疣型．疣状に増殖し，周囲に赤みを帯びた症例は疣贅性癌や初期浸潤扁平上皮癌になっている可能性がある．
D：舌縁．不均一型で紅斑混在型．白斑は薄いが紅斑が不均一に散在する舌縁症例は，すでに癌化していることがある．

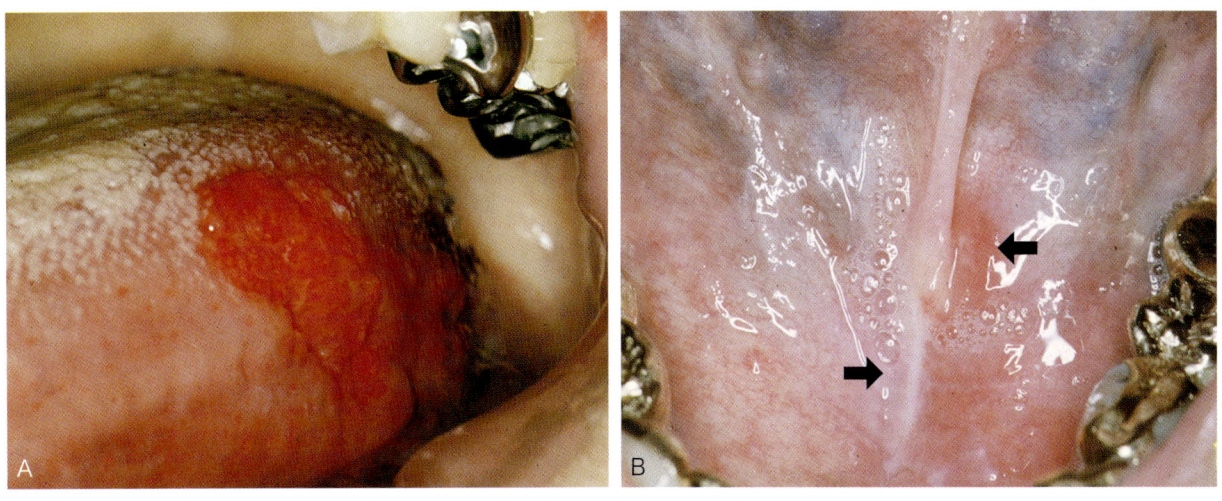

図3　紅板症
A：赤いビロード状病変が舌縁にみられる．
B：口腔底．舌小帯から左側口腔底に紅斑がみられる（➡）．

④扁平苔癬（図4）

　扁平苔癬は角化異常と慢性炎症を伴う難治性疾患で，皮膚と口腔粘膜に症状を示す．歯科を受診する患者には皮膚症状のないことが多い．原因は不明で，口腔内刺激，接触性アレルギー，免疫異常，C型肝炎ウイルス感染，精神性ストレスなどがあげられる．

　中高年の女性に多い．**好発部位は頰粘膜**（多くは両側）で，次いで歯肉，舌，その他の順でみられる．**レース状，網状の白色模様と紅斑の混在**した様相を示す．肉眼所見から網状型，丘疹型，線状型，斑状型，びらん・潰瘍型などと表現されることもある．病変は1か所のみでなく，複数，左右対称に生じることもあり，部位により多様な症状を示す．

　舌では，舌乳頭が消失し，大豆大の境界明瞭な乳白色の斑状病変を特徴とする．歯肉では，線状の白色病変よりび漫性の紅斑や萎縮像が特徴的である．模様や発赤は変化し，炎症の強いときは紅斑が著明となり，易出血性のびらんを呈し，灼熱感，接触痛を訴える．

　扁平苔癬の組織学的特徴は，上皮下結合組織にみられる**リンパ球の帯状浸潤**である．上皮表層は角化亢進（錯角化），上皮脚は不規則な鋸歯状となり，基底細胞層の水腫変性，融解になり，上皮と結合組織の境界が不明瞭となる．

◆ Point ◆

　扁平苔癬の症状は特徴的で，①頰粘膜に発生，②紅斑を主とする，③白色の線状模様を示す．

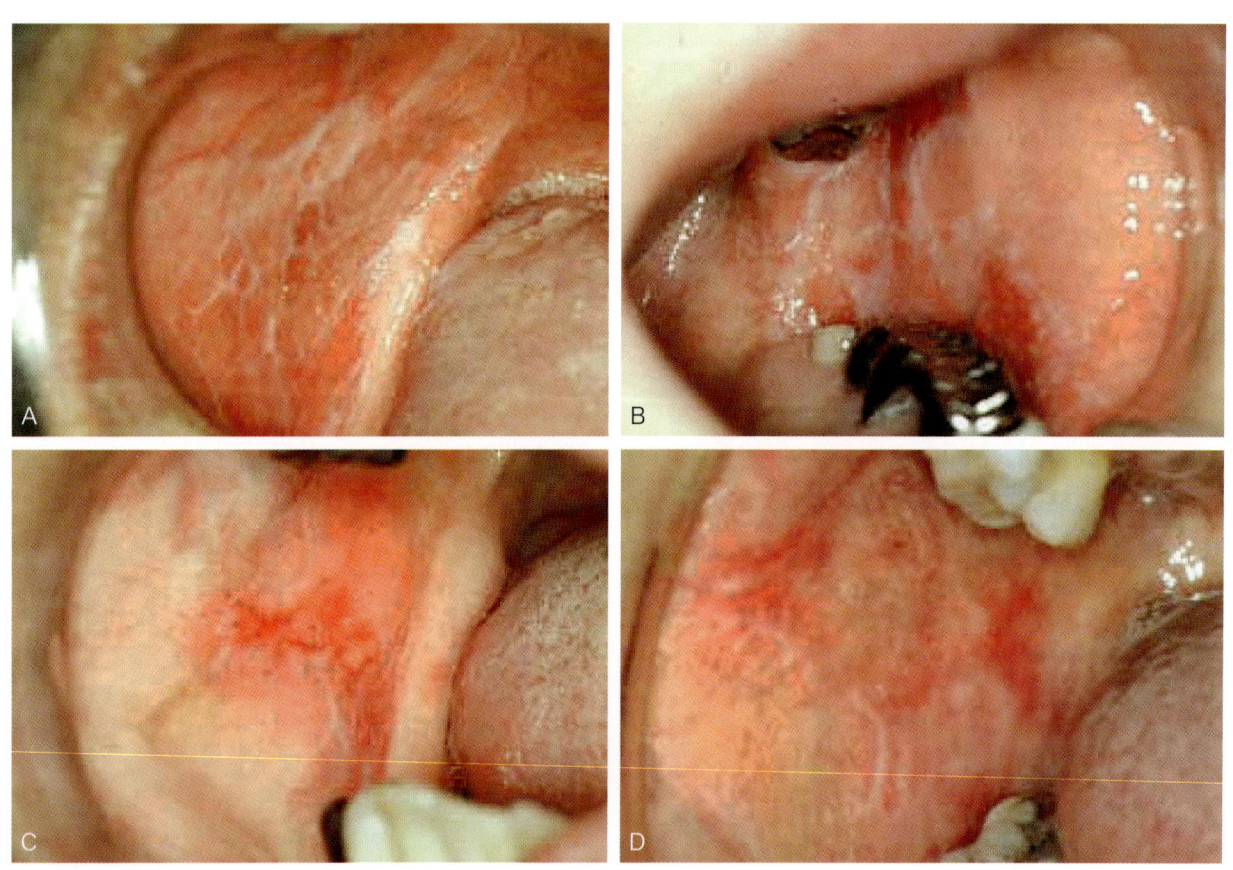

図4　扁平苔癬
　扁平苔癬は頰粘膜に好発し，白色の模様と紅斑とを特徴とする．白色模様や粘膜の形状から，種々の型に分類される．A：網状型，B：網状・びらん型，C：びらん・萎縮型，D：斑状・萎縮型を示している．

⑤カンジダ症(図5)

カンジダ菌(*Candida albicans*)による感染症で,抗菌薬やステロイド薬の長期投与により常在菌群の拮抗関係が乱れる,すなわち菌交代現象によって発病する場合が多い.乳幼児,高齢者,妊婦に発症しやすい.栄養障害や糖尿病,その他の代謝性疾患,血液系悪性腫瘍,悪液質など全身の抵抗力の低下が誘因となる.とくに,カンジダ症はAIDSによる免疫不全症よる日和見感染の特徴的な症状の1つである.

経過および症状の相違により急性(偽膜性と萎縮性)と慢性(肥厚性と萎縮性)に分類される.

i **急性偽膜性カンジダ症**:症状として,乳白色苔状の斑点,白苔が口腔粘膜や口角にみられる.白苔は白いミルク粕が付着しているようにみえる.乳白色の斑点,白苔は融合しながら帯状,斑紋状に拡大する.初期のものでは易剥離性であり,ガーゼなどでこすると剥離できる.

ii **急性萎縮性(紅斑性)カンジダ症**:菌交代現象の結果として生ずることが多く,粘膜は萎縮,びらん,紅斑を示し,自発痛を訴える.

iii **慢性肥厚性カンジダ症**:慢性化して真菌が上皮深部へ進入すると白い偽膜は固くなり,明らかな白斑がみとめられるようになる.カンジダ性白板症ともよばれるように,白板症との鑑別が困難となる場合がある.

iv **慢性萎縮性カンジダ症**:義歯床下の粘膜では,白い偽膜状ではなく,紅斑ないしはびらん状を呈する.診断には *Candida albicans* の同定が必要である.

組織学的には上皮の過形成がみられ,その表層は過角化あるいは錯角化を呈し,角質層に菌糸を多数みとめるが,この菌糸は棘細胞層や基底細胞層にはみとめられない.菌糸はPAS染色で赤染し,グロコット染色で黒染する.炎症性の浮腫や好中球が主体の炎症細胞により上皮層の過形成がみられる.

◆ Point ◆

口腔の白色病変や紅斑にカンジダ菌がかかわっている頻度は高い.カンジダ菌の同定や抗真菌薬の塗布,うがい薬を試み,カンジダ症の有無を早期に診断することも1つの方法である.

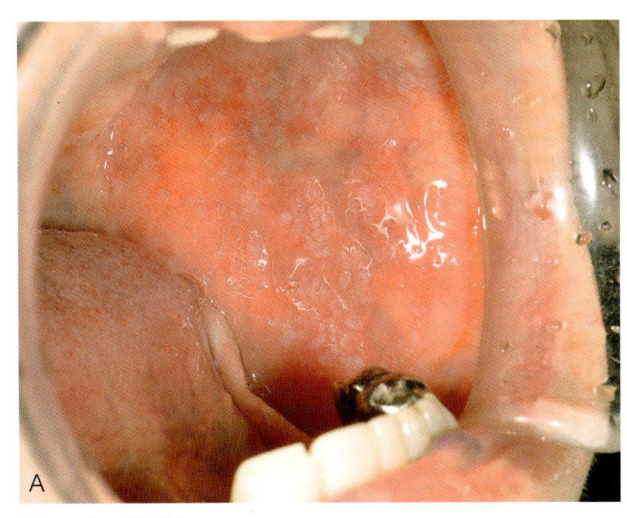

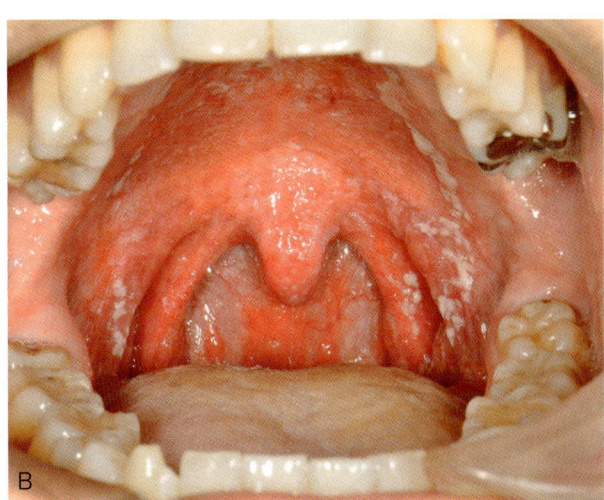

図5 カンジダ症
A:頬粘膜.やや発赤した粘膜上に乳白色の多数の斑点がみられ,こすると剥離する.
B:口蓋粘膜.ミルク粕が付着しているようにみえる.こすれば白苔が剥離してくる.

3 色素沈着疾患

　本来の色より濃い褐色，黒褐色が斑を形成している場合を色素斑という．色素斑は内在性のものと外来性のものに大別される．内因性色素はメラニン色素で，これには生理的なものと病的なものがある．

①生理的色素沈着（図6）

　病的な要素がない色素沈着を生理的色素沈着という．色素沈着は歯肉によくみられる．

②色素性母斑

　皮膚の先天的奇形（過誤腫）の1つである．神経堤由来のメラニン産生能を有する母斑細胞が増殖し，扁平ないしは半球形に隆起した黒褐色の結節を形成する．通常，皮膚にみられ，大きいものでは生下時から，小さいものは生後にも生ずるといわれている．口腔内では口蓋，口唇，頰粘膜，歯肉などにみられることもあるが，その頻度はまれである．

③悪性黒色腫（図7）

　メラニンを産生する色素細胞に由来する悪性腫瘍であり，**皮膚がんの代表的腫瘍である**．早期に**リンパ節や血行性の遠隔転移**をきたし，予後はきわめて不良である．口腔では**上顎歯肉と硬口蓋に好発**し，これらが口腔の悪性黒色腫の半数以上を占める．その他，下顎歯肉，口唇，頰粘膜にもみられる．舌，口腔底はまれである．

　黒褐色ないしは青黒色のやや隆起した黒斑としてみられる．不均一，腫瘤状のもの，潰瘍や出血を伴うものは悪性黒色腫が強く疑われるが，平滑な褐色病変が悪性のこともある．また，衛星（サテライト）病変といって黒褐色隆起病変の周囲に多数の色素沈着斑がみられる．これは悪性黒色腫が周囲の粘膜下に浸潤，拡大したものである．なお，無色素性の悪性黒色腫が発生することもあるが，その頻度はきわめてまれである．

　腫瘍の確定診断には組織の生検が必要であるが，悪性黒色腫のように悪性度の強い腫瘍の場合，**生検が腫瘍細胞を刺激，散布し，周囲への浸潤や転移を助長することがあるため**，治療体制を整えて行うことが必要である．

　悪性黒色腫は悪性度が高いので，外科療法のみでは不十分で，化学療法や免疫療法などいろいろな治療を組み合わせた治療を行う必要がある．

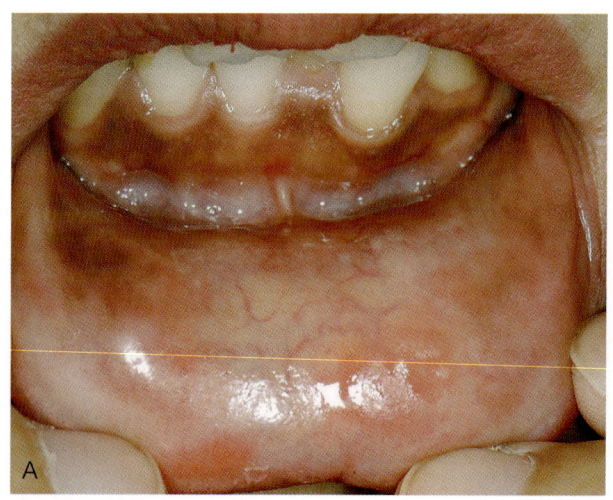

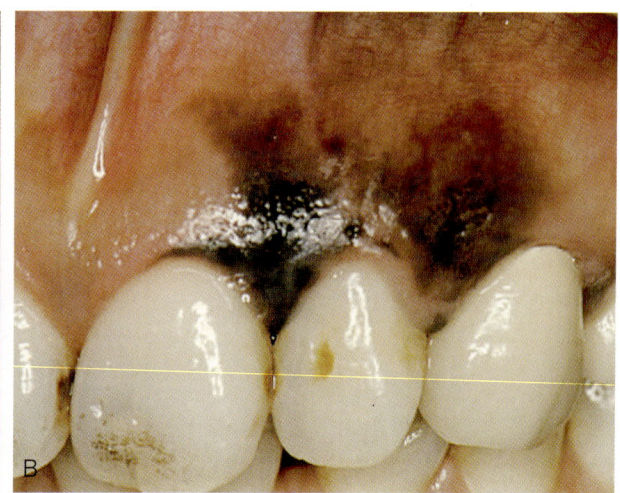

図6　生理的色素沈着（Bは文献1）より）
A：歯肉，口唇が茶黒色を呈する．B：歯肉にび漫性の色素斑をみとめる．

Ⅳ 口腔病変の病態と症状

◆ Point ◆

悪性黒色腫はもっとも悪性度の高い腫瘍で，全身転移などで早期に死に至ることもある．黒い腫瘍をみた場合は至急専門医に紹介すべきである．

④び漫性の色素沈着

i **Addison病**（アジソン）：副腎皮質の慢性機能不全により易疲労性，無気力，体重減少などの全身症状にはじまり，次第に皮膚や粘膜の色が黒褐色に変色する疾患である．口腔では口唇，歯肉，頰粘膜，舌縁など機械的刺激を受けやすい部位に好発する．色素沈着は口唇ではび漫性に，歯肉では斑点状を示す．

ii **Peutz-Jegher症候群**（ポイッジェガース）：手足の指や口腔粘膜に多発性の色素斑と，胃腸粘膜の多発性ポリープを生じる常染色体優性遺伝性疾患である．口唇，頰粘膜および口の周りの皮膚に黒褐色，類円形の斑点が多発する．色素斑は幼児に出現し，年齢とともに増加し，思春期移行は進行しないといわれている．

iii **von Recklinghausen病**（フォンレックリングハウゼン）（図8）：多発性の神経線維腫と皮膚の色素斑や腫瘍がみられる遺伝疾患である．

⑤外来性色素沈着症（図9）

外来性色素沈着の原因となる金属に水銀，銀，鉛，アマルガムなどがある．ほとんどが補綴物，充塡物金属（とくにアマルガム）からのもので，金属の除去の際の飛抹や金属溶出が考えられる．歯肉縁や歯肉周辺粘膜の沈着が多くみられる．また，職業的または薬剤の形で体内に摂取された重金属類が主として歯肉に沈着して特有の色調を呈することもまれにある．

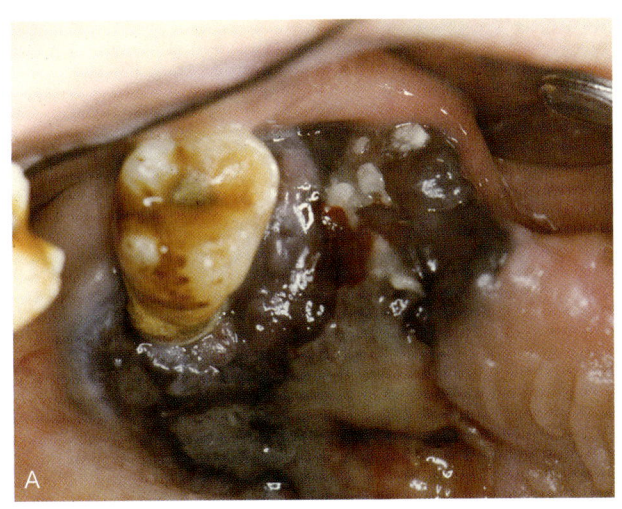

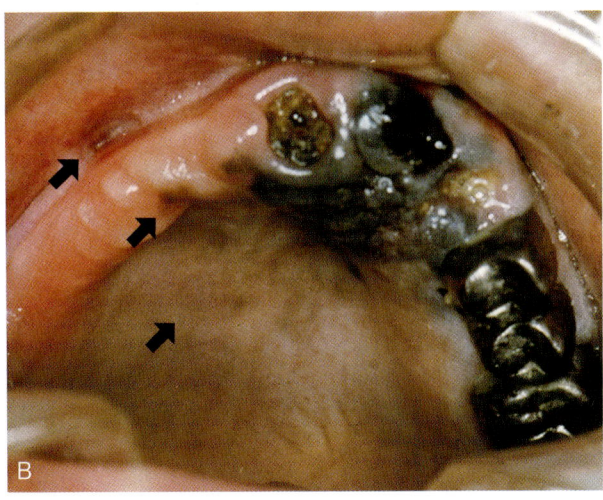

図7 悪性黒色腫
A：上顎歯肉に黒色で表面粗造の腫瘤をみとめ，その周囲の歯肉や口蓋粘膜に色素斑が散在している．
B：上顎歯肉に黒色腫瘤をみとめる．頰歯肉移行部，歯肉や口蓋粘膜に斑状のサテライト病変（➡）をみとめる．

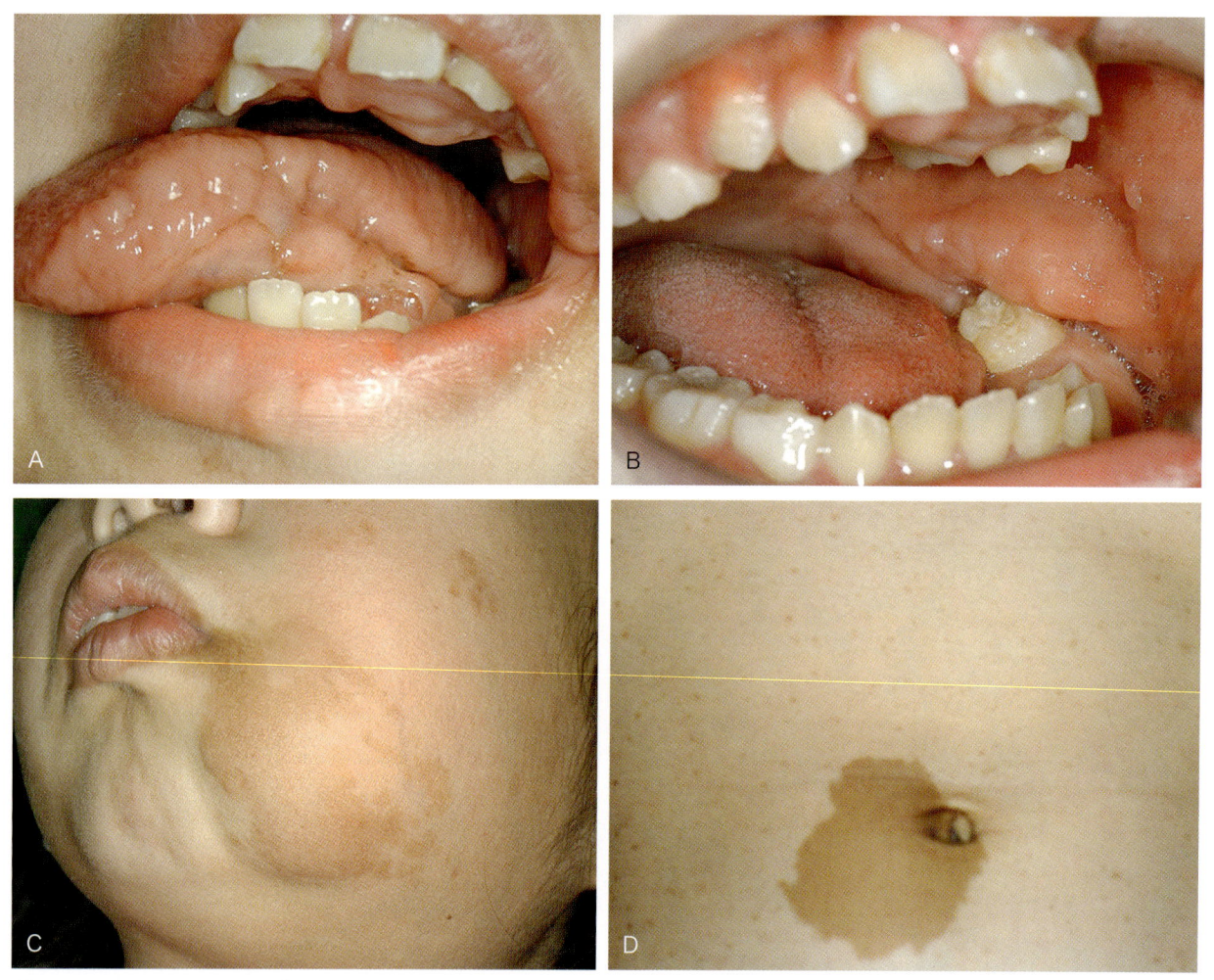

図8 von Recklinghausen 病
A, B：口腔内の腫瘤は神経線維腫症. 舌（A）, 頬粘膜部（B）に凸凹不正で硬い腫瘤を触れる.
C, D：顔面, 体部皮膚にカフェオレ様色素斑をみとめる.

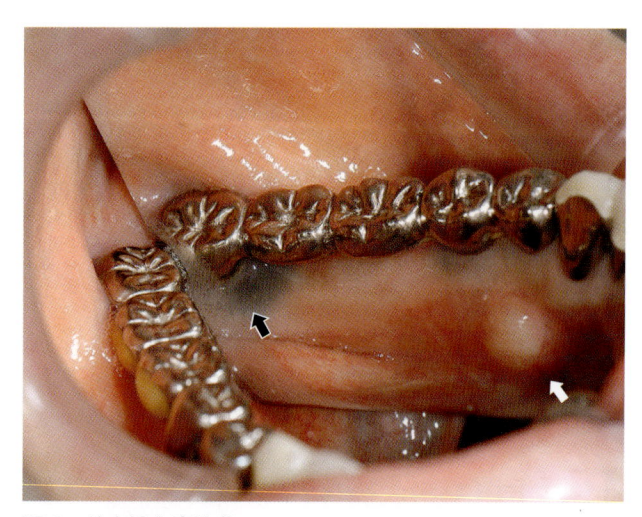

図9 外来性色素沈着
　金冠辺縁に沿って色素沈着がみられる（➡）. 円形の隆起は下顎隆起（⇨）.

4 口内炎

①カタル性口内炎（図10）

カタルとは感染症の結果生じる粘膜の腫脹の状態をいう．**組織の崩壊のみられない粘液と白血球からなる液性の滲出性炎**である．たとえば，風邪でよくみられる咽頭炎はカタル性炎を示すことが多い．

カタル性口内炎は細菌感染や放射線，その他の物理・化学的刺激などで惹起される．口腔粘膜に疼痛を伴う発赤，水腫，粘液の分泌亢進がみられ，口臭や所属リンパ節の腫脹を伴うこともある．風邪や胃腸カタルの随伴症状が口腔にみられることもある．

②壊死性潰瘍性口内炎（図11）

壊死性潰瘍性口内炎は組織が**潰瘍，壊死に陥る口内炎で嫌気性菌感染**による．とくに，抵抗力の減弱した成人にみられ，病変は急激である．潰瘍，壊死は歯間乳頭部や辺縁歯肉から始まり，すみやかに深部組織へ波及し，疼痛，高熱，リンパ節腫脹，全身倦怠感などがみられる．潰瘍面は灰白色の偽膜で覆われ，易出血性で特有の腐敗臭がみとめられる．

病変の経過は急激で進行性であるが，抗菌薬の投与，栄養管理などの治療が奏効すれば，すみやかに治癒に至る．

◆ Point ◆

壊死性潰瘍性口内炎に遭遇した場合は，早期に抗菌薬を投与する．

③壊疽性口内炎

壊死性潰瘍性口内炎の壊死組織にさらに腐敗菌が感染し，広範な組織の壊疽をきたしたものを壊疽性口内炎という．抵抗力が著しく減弱した小児や高齢者，白血病，顆粒球減少症など全身衰弱が素因となり，歯肉や口角から壊疽が始まる．治療としては抗菌薬，抗炎症薬の投与に加えて，全身状態の改善に努める．

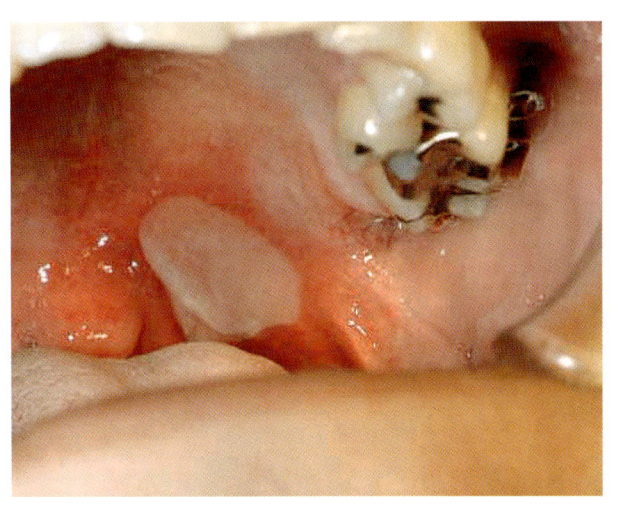

図10 カタル性口内炎
軟口蓋に発赤と粘液状の白苔をみとめる．

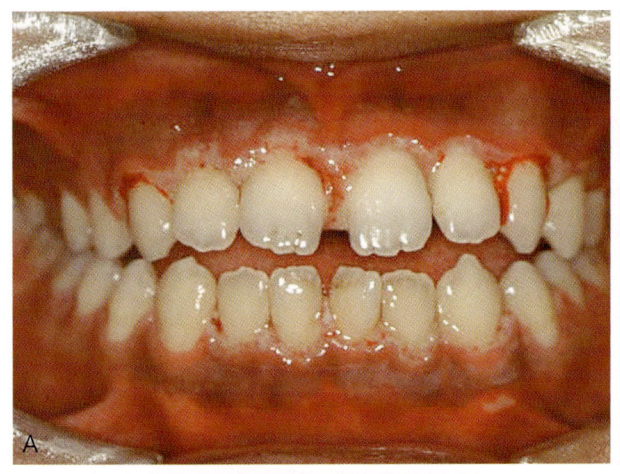

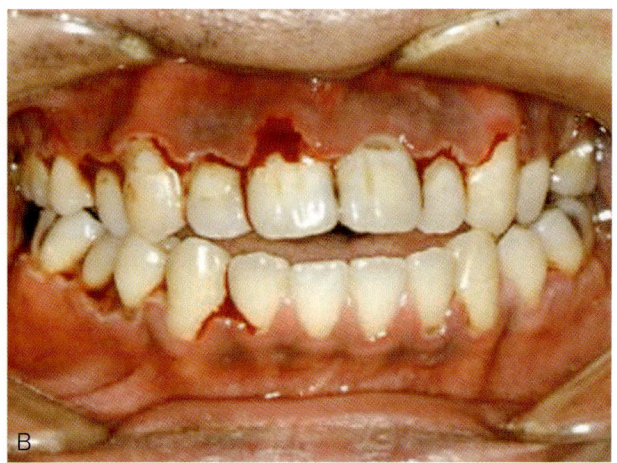

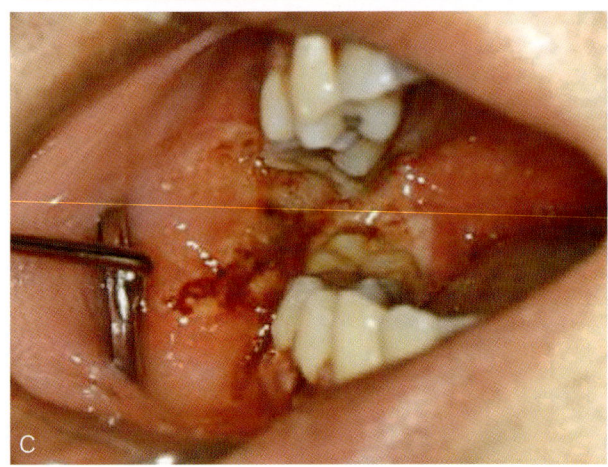

図11　壊死性潰瘍性口内炎
A：細菌感染により，潰瘍，壊死は歯間乳頭部や辺縁歯肉から始まる．
B：潰瘍に加えて歯肉縁から出血がみられる．
C：智歯周囲からの壊死性歯肉炎．

④猩紅熱性口内炎

　A群溶血性レンサ球菌感染症である猩紅熱に随伴する口腔内症状で，口内炎は咽頭，軟口蓋，舌粘膜に波及する．とくに，舌では赤く腫脹した茸状乳頭が突出し，特徴的な苺状舌を示す．

5 アフタ

アフタとは直径数mm大の類円形の**浅い潰瘍**で、潰瘍の表面は灰白色～黄白色の偽膜で覆われ、**周囲に発赤（紅暈）**を伴う症状をいう．多数のアフタ様小潰瘍はウイルス疾患においても出現するが、アフタという病名は原因不明のものに用いることが多い．

❶再発性アフタ（図12）

原因不明のアフタを同じ場所、あるいは場所を変えて再発を繰り返す疾患を再発性アフタという．原因は不明であるが、機械的刺激が誘因となる．疲労、ストレス、女性ホルモンも関係するという報告もある．発生部位は舌、頰、唇、口腔底、軟口蓋などさまざまである．自発痛は少ないが、食物（熱い、塩辛い）、歯ブラシなど少しの刺激で強い接触痛を覚える．臨床的様相から2型に分類される．

i **小アフタ**：直径5mm大で浅い潰瘍のものを小アフタとよぶ．通常の再発性アフタはこのタイプである．小アフタの数は1個から複数個のものもある．治療として副腎皮質ホルモン薬含有軟膏や口腔粘膜貼付錠、うがい薬を投与する．しかし、治療をしなくても通常、アフタは1～2週間で自然に治癒する．

ii **大アフタ**：アフタの大きさが直径10～30mm大で深い潰瘍を大アフタという．大アフタはまれで、個数は単数のことが多いが、治癒に1か月以上を要し、瘢痕を残すこともある．**難治性潰瘍であり、口腔癌との鑑別を要する疾患の1つ**である．

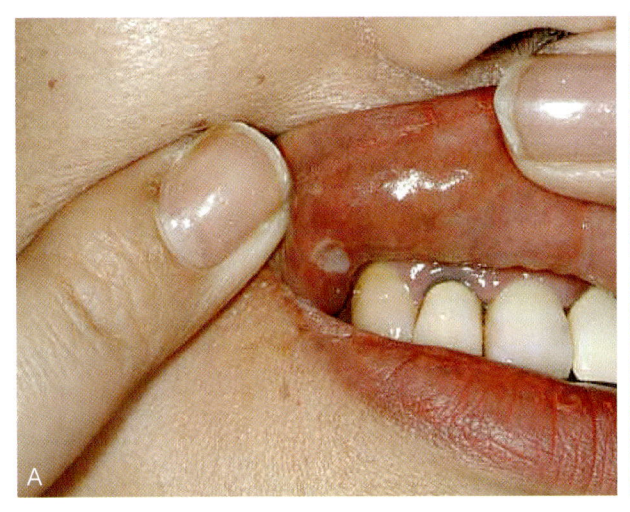

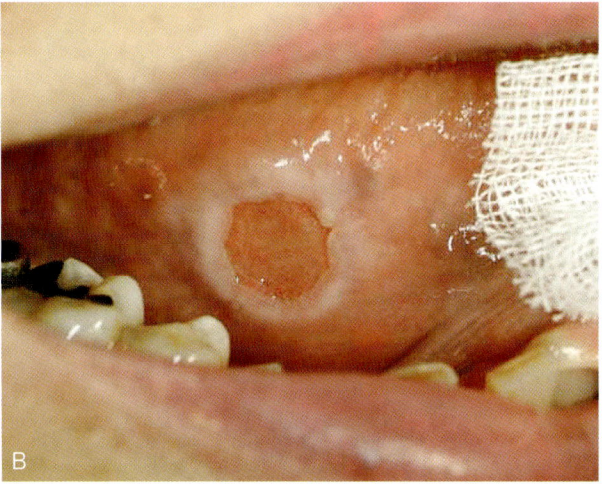

図12 再発性アフタ
A：上口唇粘膜に小アフタをみとめる．
B：舌縁に大アフタをみとめる．

② Behçet病（図13）

　慢性再発性アフタは，Behçet病の一症状として生じることもある．Behçet病は**口腔粘膜の再発性アフタ**，**外陰部潰瘍**（男性では陰囊），**眼のぶどう膜炎**，その他，皮膚症状を示す自己免疫疾患である．20～30歳代に発病することが多く，小児，老人に少ない．口腔粘膜の再発性アフタは必発の症状である．眼の症状を繰り返すと視力の低下をきたすので，眼科専門医への対診が必要である．本疾患は自然寛解することはなく，進行により関節炎，消化器症状，中枢神経症状など多臓器侵襲性疾患であり，眼科のみならず，内科専門医への対診も必要である．

◆Point◆

　口腔の再発性アフタ患者には，必ずBehçet病の症状の有無を問診し，疑われた場合は眼科や内科専門医に対診させる．

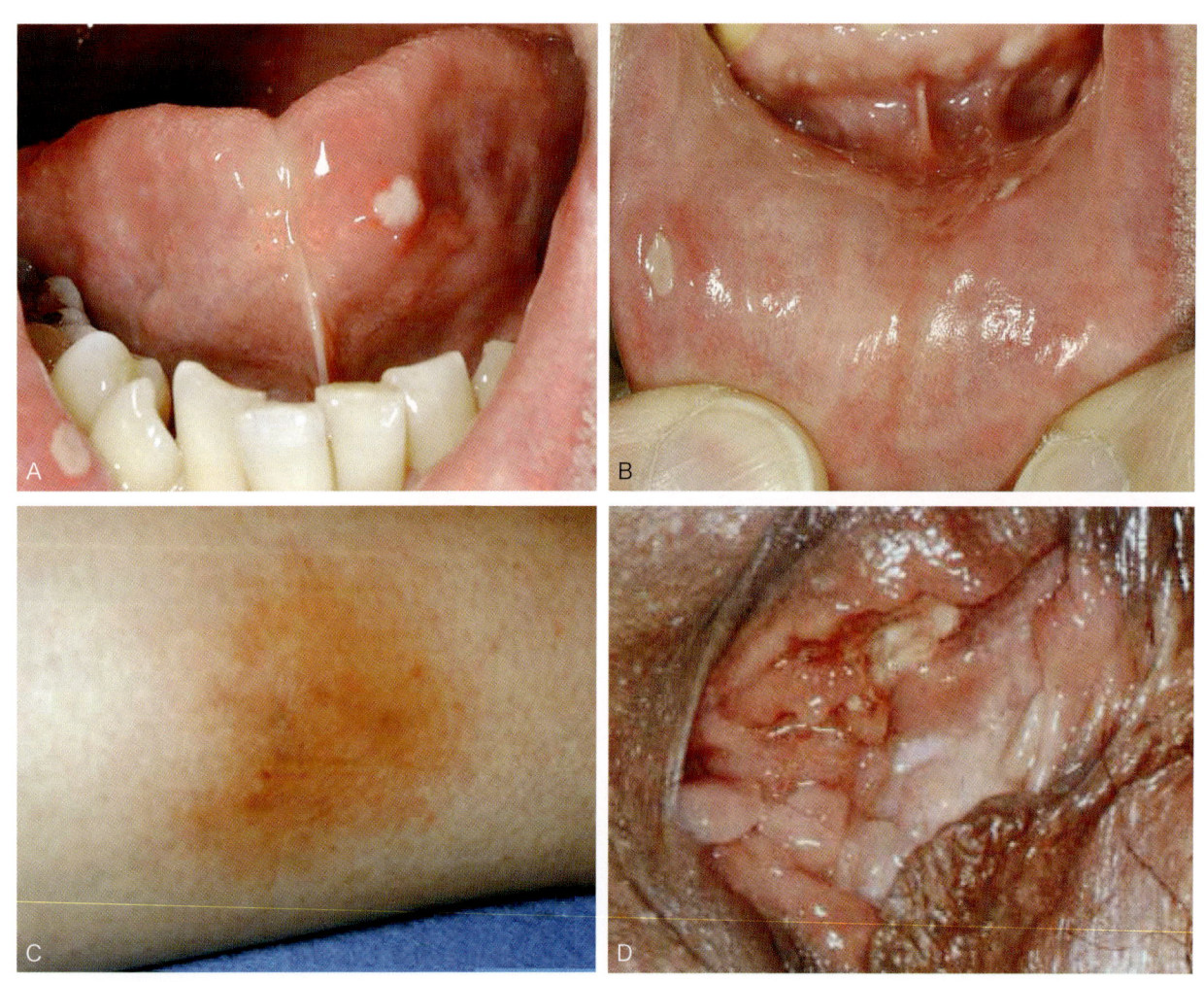

図13　Behçet病
A，B：舌，亢進粘膜に小アフタをみとめる．
C：皮膚の紅斑．
D：外陰部潰瘍．

6　薬疹などアレルギー反応に起因する疾患

①固定疹
　もっとも頻度の高い薬疹である．同一薬剤により同一部位に紅斑が出現する．好発部位は口唇，四肢，眼瞼などで，限局性の水疱がみられ，ついでびらんとなる．

②多形滲出性紅斑（図14）
　親指頭大の円形で水っぽい紅斑が多発する皮膚病である．軽症や重症，種々の症候群がある．軽症型は四肢の紅斑のみで発熱などの全身的な症状はほとんどない．重症型では全身皮膚の広い範囲に紅斑をみとめ，口腔粘膜の紅斑をも伴い，高熱，関節痛，胃腸障害など全身症状がみられる．口腔粘膜（口唇，頰粘膜，舌）には小水疱性紅斑が多発し，すぐに破れて癒合し，不規則で大きなびらんとなる．口唇では血液が混ざった痂皮が形成されるため，黒ずんでみえる特徴がある．皮膚・粘膜の病変は約3週間で治癒するが，周期的に再発しやすい．

③Stevens-Johnson症候群
　皮膚および粘膜の多形滲出性紅斑に加えて眼症状を伴う．

④中毒性表皮壊死融解症
　もっとも重症型で，びらん面積が全身の30%を超え，上皮の融解，壊死が起こり，一見，火傷を思わせる症状を呈する．口腔粘膜にも広範なびらんが生じる．生命を脅かす重症型もあるので，皮膚科専門医への早期対診が必要である．

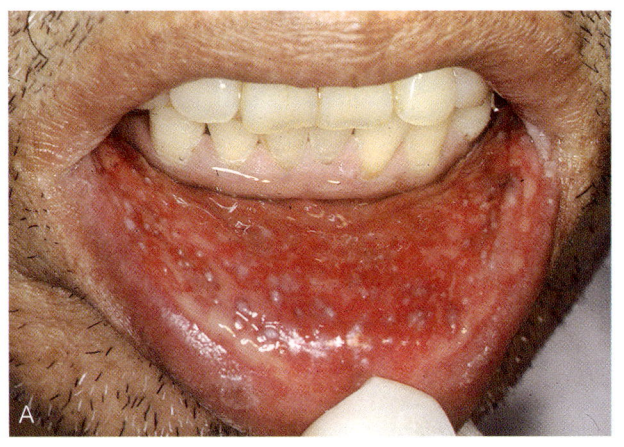

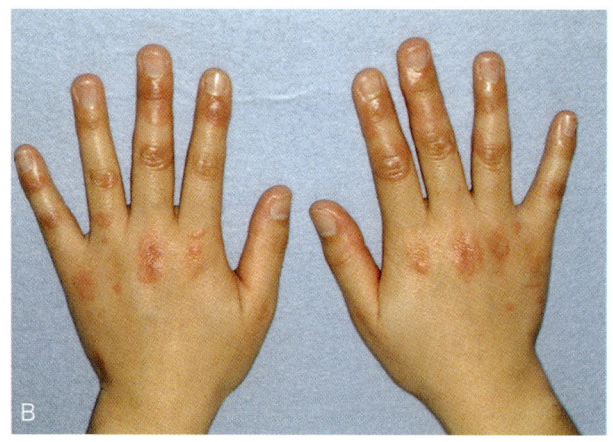

図14　多形滲出性紅斑
　薬疹が強く出た場合．
A：下口唇粘膜に円形で水っぽい紅斑が多発している．
B：手背，手指に多発の滲出性紅斑をみとめる．

7 ウイルス性口内炎

◆ Point ◆

小水疱，びらん，痂皮はウイルス性口内炎の症状である．小水疱の出現部位は，それぞれのウイルス性疾患によって特徴があるので，部位を理解しておくと診断に役立つ．

①単純ヘルペスウイルス感染

単純ヘルペスウイルス1型（HSV-1）が口腔に初感染するのは小児期で，その多くは不顕性感染である．初感染の場合と，一度感染したウイルスが三叉神経節や脊髄後根神経節に潜伏感染し，何らかの誘因で再活性化し口腔症状を示す場合があり，その症状は異なる．

i **ヘルペス性歯肉口内炎（図15）**：HSV-1初感染でみられるもので，感染後3〜7日で発症する．ほとんどは小児期にみられるが，最近では成人の初感染に遭遇することもある．まず，発熱と倦怠感の全身症状がみられ，口腔粘膜に多数のアフタ様潰瘍，びらん，発赤を生ずる．HSV-1初感染は**歯肉，口唇粘膜，舌，口蓋の正中前方部**に症状を示すのが特徴である．口腔内は不潔となり，口臭が強くなり，自発痛や接触痛も強く，食事も困難になることがある．

ii **口唇ヘルペス（図16）**：潜伏感染ヘルペスの再活性化により口腔およびその周辺

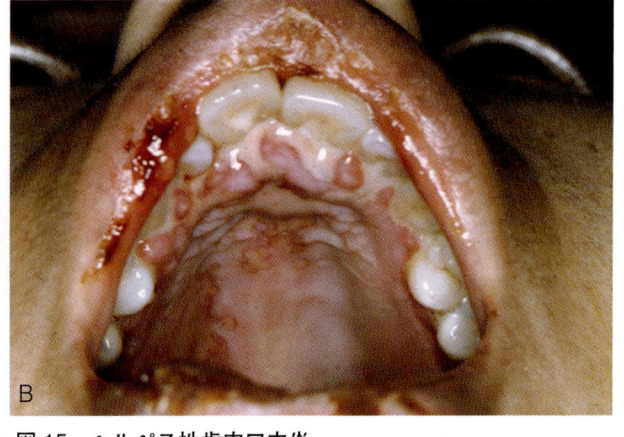

図15 ヘルペス性歯肉口内炎
ヘルペスウイルス初感染は口腔の正中前方部に小水疱を形成する．小水疱，びらんがA：口唇，B：歯肉（前歯部），C：舌先にみられる．

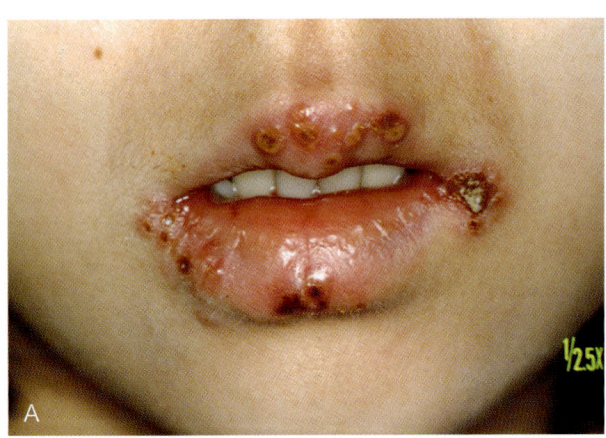

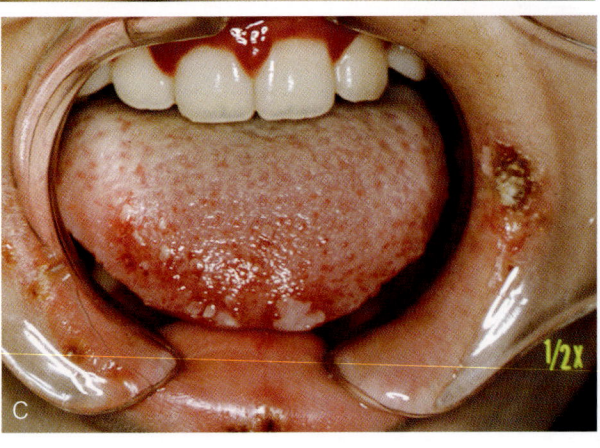

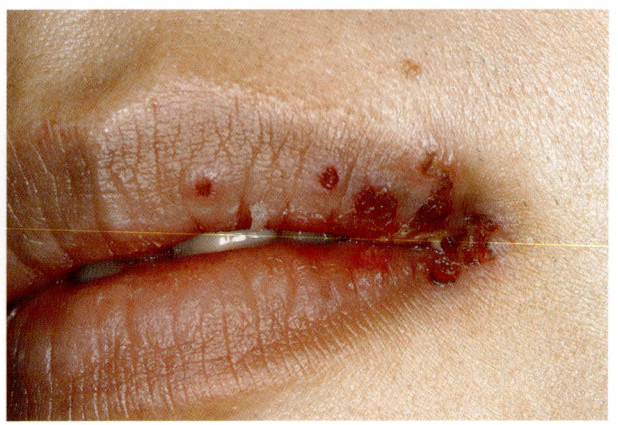

図16 口唇ヘルペス
ヘルペスウイルス二次感染はもっぱら口唇に症状を示す．

皮膚に小水疱を集族性に形成する病変である．成人に多く，紫外線暴露，疲労，歯科治療，手術などが誘因となる．前駆症状として，小水疱形成の数時間前から皮膚に掻痒感や灼熱感がみられることがある．小水疱は破れ，びらんとなり痂皮を形成して1週間程度で治癒する．

②**帯状疱疹**

　水痘に感染後，神経節に潜伏感染していた**水痘・帯状疱疹ウイルス**がなんらかの誘因で再活性化し，特定の神経支配領域の皮膚や粘膜に小水疱病変を形成する．過度の運動，栄養不良，疲労，癌治療などによる体力，免疫能低下が誘因となる．好発年齢は20歳前後と60歳以上の2ピークがあり，口腔領域では三叉神経や顔面神経が侵され，両者の臨床症状は若干異なる．

　i　**三叉神経の帯状疱疹（図17）**：**三叉神経の支配領域**に一致（片側性）して**顔面皮膚，口腔粘膜に帯状の小水疱を生じる**．水疱発症に先んじて強い疼痛を訴える場合がある．歯科には歯痛を訴えて来院することがあるので，鑑別が必要である．水疱は口腔内ではすぐに破れ，易出血性のびらんとなる．皮膚では膿疱，びらん，痂皮，色素沈着または色素脱色，瘢痕形成を経て，3〜4週間程度で治癒に至る．難治症例や高齢者では瘢痕を残す場合もある．皮疹後の深部に**神経痛様疼痛**が残存することもあり，これを帯状疱疹後神経痛という．

　ii　**顔面神経の帯状疱疹（Ramsay Hunt症候群）（図18）**

　　　①外耳道や耳介周囲の帯状疱疹，②顔面神経麻痺，③耳鳴り，難聴，めまい，

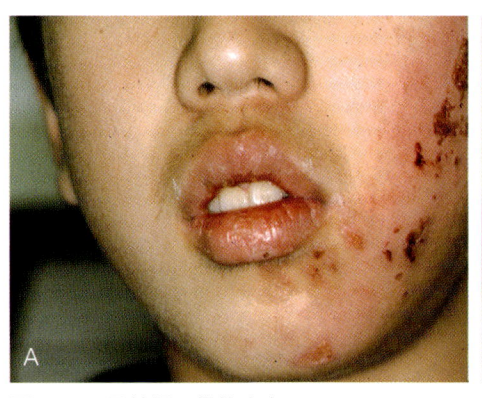

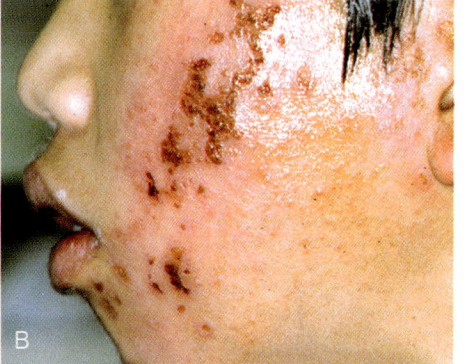

図17　三叉神経の帯状疱疹
三叉神経の領域に沿って水疱，びらんがみとめられる．A：正面，B：側面．

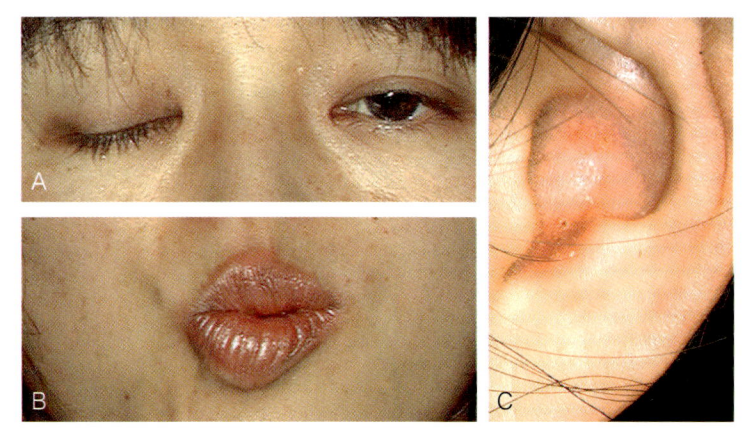

図18　Ramsay Hunt症候群
顔面神経麻痺（A：閉眼不能，B：口笛不能，前額部のしわ形成不全など）症状に加えて難聴，耳鳴りの内耳症状をみとめた．C：外耳道に小水疱が出現する．

などの内耳症状の3主徴を示すものをRamsay Hunt症候群とよぶ．口腔内症状として軟口蓋や舌根の小水疱や味覚障害がみられる．

③ヘルパンギーナ（図19）

コクサッキーウイルスによる感染症で突然の高熱で発症し，軟口蓋を中心として口峡部に発熱および多数の小水疱，アフタ様小潰瘍を生ずる．夏に流行し，乳・小児に多い．経過は短く，2～3日で解熱，1週間程度で治癒する．

④手足口病（図20）

エンテロウイルスやコクサッキーウイルスなどの感染によって，口腔粘膜，手のひら，足の裏に発疹と小水疱を生じる．夏風邪の一種で，4歳以下の小児に集団感染することが多い．口腔の小水疱は頬粘膜，舌，軟口蓋，歯肉にみられ，破れて小潰瘍となり，1週間程度で治癒する．

⑤麻疹（コプリック斑）

コプリック斑は麻疹ウイルス感染症（はしか）の初期（カタル期）に，両側頬粘膜の臼歯部に紅暈をもつ小白斑で集簇性に出現する．

8　自己免疫性水疱病変

上皮内に棘融解性の水疱を形成する天疱瘡と，上皮下に大きな水疱を形成する類天疱瘡がある．上皮層は接着分子によって構造が保たれている（p4「口腔粘膜の組織構造」に詳細記載）が，**細胞接着分子に対する自己抗体**が原因で皮膚や口腔粘膜に水疱をもらすので，自己免疫性水疱病変ともよばれる．

①天疱瘡（図21）

デスモソーム構成タンパクであるデスモグレインやデスモコリン（p5，図4参照）に対する自己抗体によって，表皮あるいは粘膜上皮の細胞相互間の結合が失われ，**上皮内に棘融解性の大きな水疱**を形成する疾患である（p11，図2参照）．

尋常性天疱瘡，増殖性天疱瘡，落葉性天疱瘡，紅斑性天疱瘡など各種の天疱瘡があるが，**尋常性天疱瘡**は天疱瘡の60～80％を占める代表的疾患である．とくに，粘膜に症状を示す天疱瘡のほとんどは尋常性天疱瘡である．

口腔粘膜の上皮内水疱は，皮膚水疱に先んじてみられる．水疱は破れやすく，びらんを形成する．皮膚ではびらんが痂皮状態になる．口腔粘膜では口唇，頬粘膜，舌，口

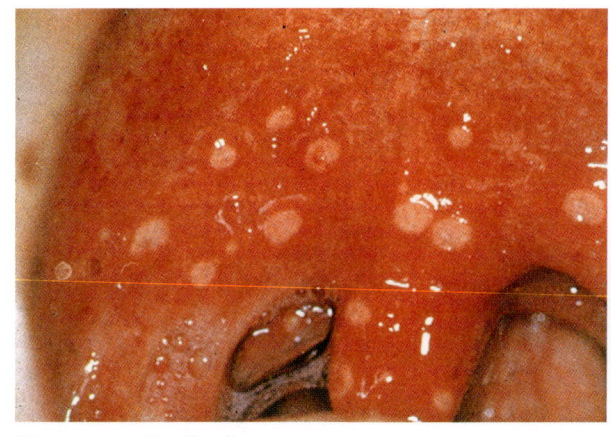

図19　ヘルパンギーナ
軟口蓋にアフタ様小潰瘍を多数みとめる．

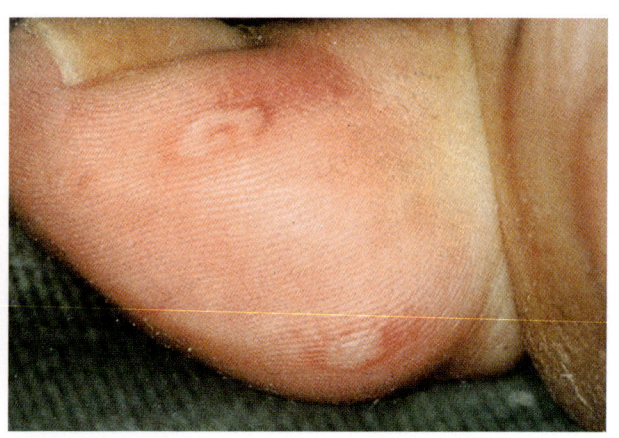

図20　手足口病
指の小水疱が破裂した後の状態．

Ⅳ 口腔病変の病態と症状

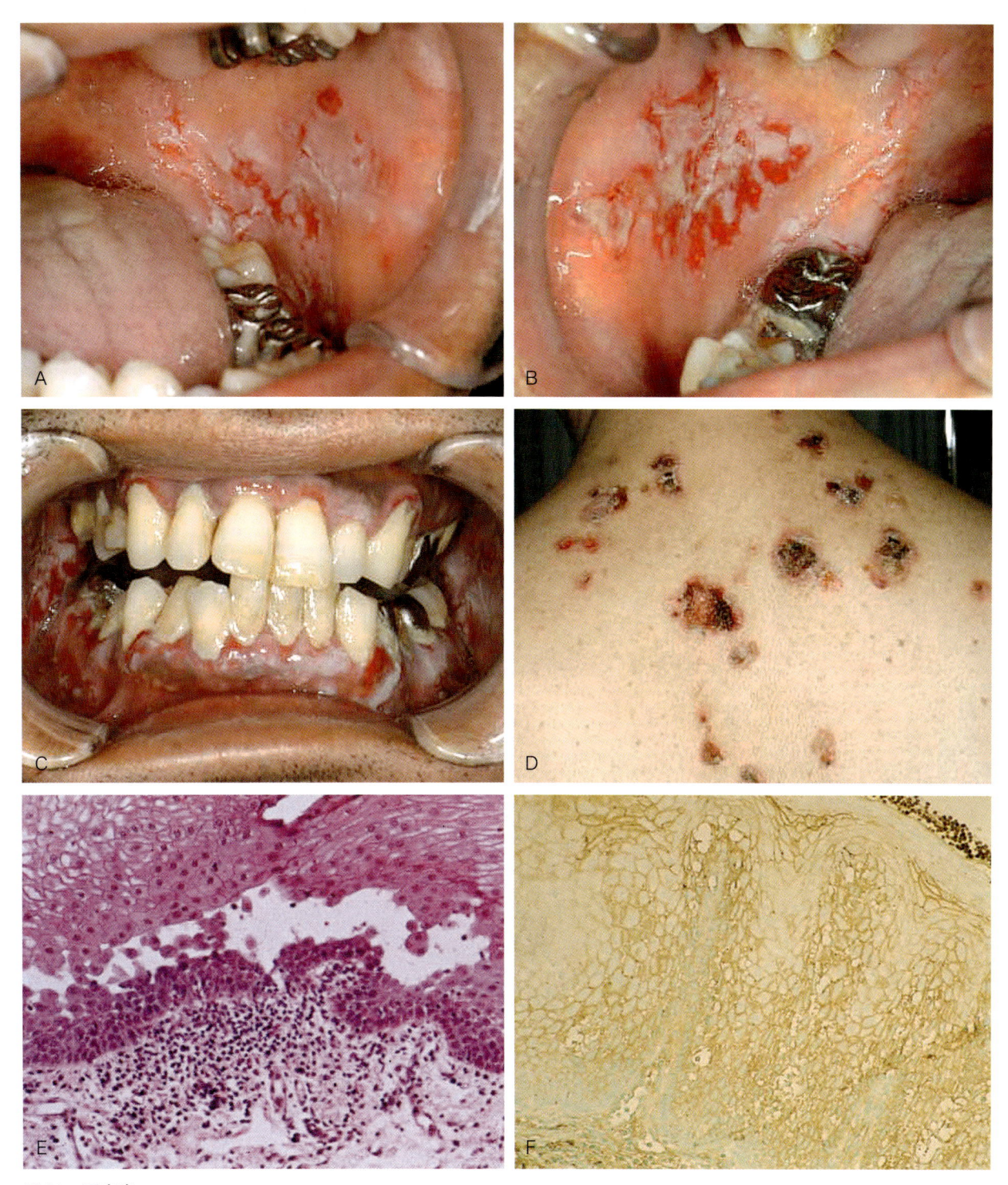

図21 天疱瘡
A：左頰粘膜．
B：右頰粘膜．左右ともびらんに被苔が付着したような所見を示す．
C：歯肉．水疱は癒合，破れ，びらんと被苔が付着した状態になっている．
D：背部皮膚．水疱は破れ，痂皮状態になっている．
E：組織所見．上皮内水疱，棘細胞融解をみとめる．
F：免疫組織学所見．上皮細胞膜にIgGの沈着をみとめる．

蓋粘膜などに癒合したびらんに被苔が付着したような様相を呈する．疼痛を伴い，食物摂取は困難となる．病変周囲の皮膚や粘膜をこすると容易に水疱を形成する．これはNikolsky現象とよばれ，天疱瘡の診断法の1つである．

組織学的には表皮や粘膜上皮の上皮層内に細胞間橋の消失，細胞間水腫，すなわち棘融解性の水疱形成がみとめられ，免疫化学染色では上皮細胞間にIgGの沈着がみられる．

②**類天疱瘡**（図22）

上皮細胞と上皮下の**基底膜との接着分子**，あるいは**基底膜分子**（**p5，図4参照**）に**対する自己抗体によって上皮下に大きな水疱**が形成される疾患をいう（**p11，図2参照**）．

臨床所見は天疱瘡に類似しているが，天疱瘡に比べ症状は軽症，経過も良好である．水疱性類天疱瘡や良性粘膜類天疱瘡が知られているが，口腔では**良性粘膜類天疱瘡**の頻度が多い．良性粘膜類天疱瘡はおもに口腔，眼，外陰部の粘膜に水疱を形成，びらんから瘢痕を残す．口腔では刺激を受けやすい歯肉にび漫性の発赤を伴った小水疱が出現し，すぐに破れて被苔が付着したびらん，潰瘍を形成し，剥離性歯肉炎の様相を呈する．

再発を繰り返すと粘膜は萎縮，瘢痕を形成するので，眼では失明の危険性もある（眼に症状のある場合は眼科への早期対診が必要である）．組織学的には上皮と結合組織の境界部に水腫をみとめ，基底膜は破壊されている．免疫化学染色では基底膜部にIgGの沈着がみられるが，良性粘膜類天疱瘡の自己抗体は多種に及ぶ．

③**先天性表皮水疱症**

圧迫，摩擦などの刺激によって四肢などの表皮に水疱を生じる先天性疾患で各種遺伝子異常により，各種疾患がある．症例は多くないが，口腔に症状を示すこともある．たとえば，Ⅶ型コラーゲン遺伝子異常の栄養障害型先天性表皮水疱症は口腔内に広範囲の水疱や瘢痕がみられ，舌強直症，小口症，歯の萌出遅延などを示す場合もある．

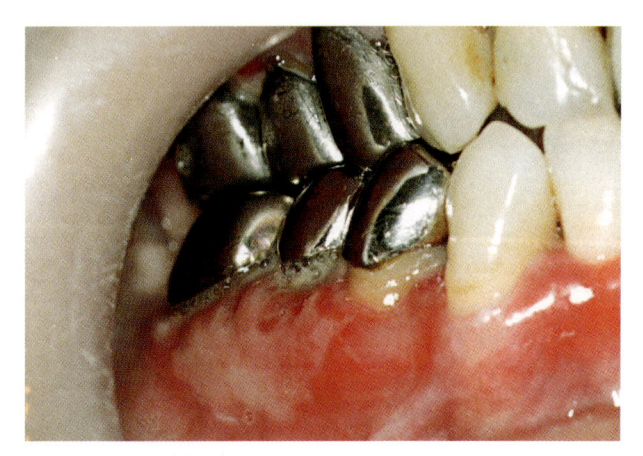

図22　良性粘膜類天疱瘡（文献1）より）
歯肉の発赤と被苔が付着するびらんをみとめる．

9　部位特異的病変

1）舌病変

①溝状舌（図23）

舌背に多数の深い溝がみられる状態をいう．遺伝的素因によると考えられる．小児期にはまれで，青年期から溝症状がみられ加齢とともに著明になってくる．感染予防のため，溝を清潔に保つよう指導する．

②正中菱形舌炎（図24）

病名のごとく舌背正中部，分界溝の前方部にみられる，菱形の赤みを帯びた斑をいう．その部分は有郭乳頭，糸状乳頭がない．舌の形成不全のため胎生期に萎縮する無対結節が残存し，赤色斑を生じたものとされる．中年以降の男性に多くみられる．炎症や自覚症状のないかぎり治療の必要はない．

③平滑舌（図25）

舌背は糸状乳頭によって覆われており，ざらざらしているのが通常であるが，糸状乳頭が消失し，舌背は平滑し，赤く光沢をもつことがある．これが平滑舌である．平滑舌となる原因として**口腔乾燥症**と**貧血**があげられる．いずれの原因においても，灼熱感や接触痛を伴う**平滑舌**の炎症所見のみならず，他の**口腔粘膜に萎縮や発赤**がみられる．

　　i　**口腔乾燥症**：Sjögren（シェーグレン）症候群や放射線治療後に唾液腺が傷害されると重篤な口腔内乾燥症がみられる．口腔粘膜は乾燥，舌は平滑化し，口角炎もしばしばみられる．

　　ii　**悪性貧血（Hunter（ハンター）舌炎）**：ビタミン B_{12} の吸収不全によって生じる**巨赤芽球性貧血**（悪性貧血）にみられる舌炎を Hunter 舌炎という．治療は悪性貧血の内科治療となる．

　　iii　**鉄欠乏性貧血**：鉄欠乏性貧血によって糸状乳頭が消失し，平滑舌となる．口腔症状は上記 2 者と同様である．注意すべきは鉄欠乏性貧血の約 2 割に舌炎に加えて匙状爪と嚥下障害を伴うものがあり，それを **Plummer-Vinson（プランマー-ビンソン）症候群**という．嚥下障害は上部消化管の粘膜萎縮の結果であり，本症候群は口峡咽頭癌や下咽頭癌の前癌状態と考えられている．

④舌糸状乳頭の肥大（白毛舌：図26，舌苔：図27，黒毛舌：図28）

舌背を覆う糸状乳頭が，胃腸障害，口呼吸，菌交代現象などの誘因により肥厚，延長することがある．その結果，舌に白い毛がはえたようにみえ，それを白毛舌とよぶ．舌乳頭肥厚により付着物がつきやすくなり，舌苔が形成される．沈着物の色により，褐色や黒色になることもあり，それを黒毛舌という．黒毛舌の色素は喫煙や黒褐色の色素を産生する細菌などによると考えられている．治療として，舌ブラシ，含嗽で舌苔を除去するとともに誘因の除去に努める．

⑤地図状舌（図29）

舌背部に地図状模様をきたす疾患をいう．中央部が鮮紅色で，その周囲に白色の境界明瞭な斑が大小多数集まり，多様な模様を呈する．その模様は日によって変化する．原因不明で自律神経失調やビタミン B 欠乏などがあげられる．自覚症状のないかぎり治療の必要はない．

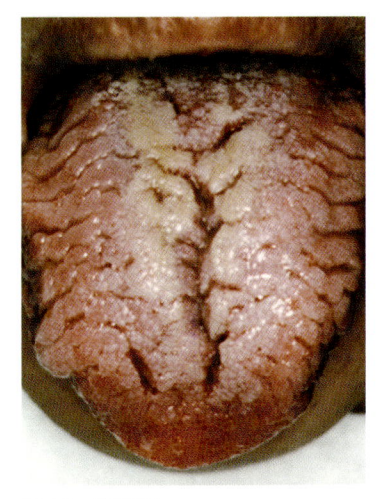

図23 溝状舌

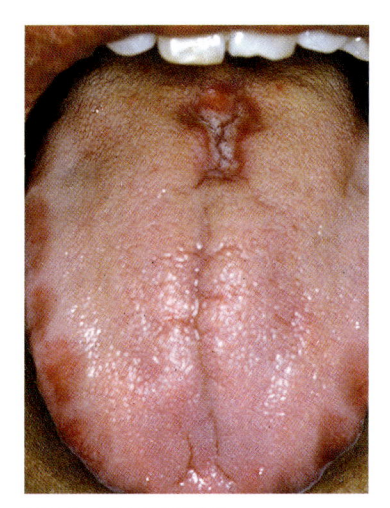

図24 正中菱形舌炎

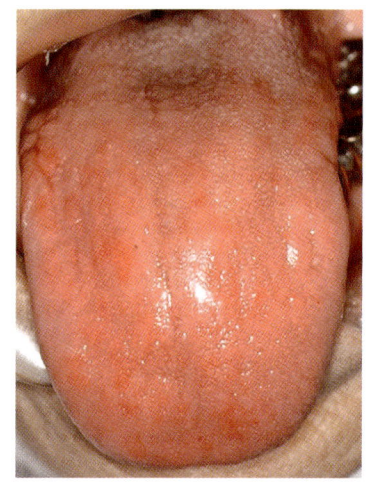

図25 平滑舌
　舌乳頭は萎縮し，舌全体は乾燥・発赤している．

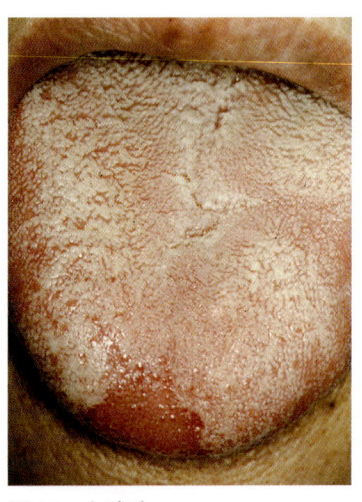

図26 白毛舌
　糸状乳頭の延長で白い毛のようにみえる．

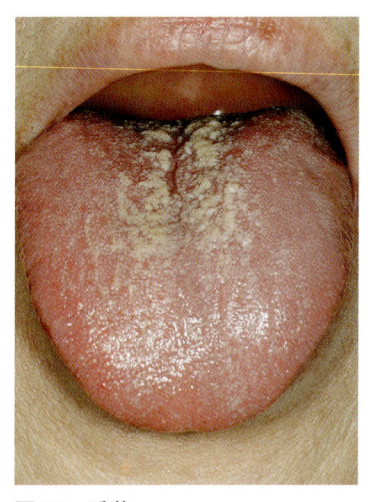

図27 舌苔
　延長した糸状乳頭に食物残渣や真菌などが付着し，舌苔が形成される．

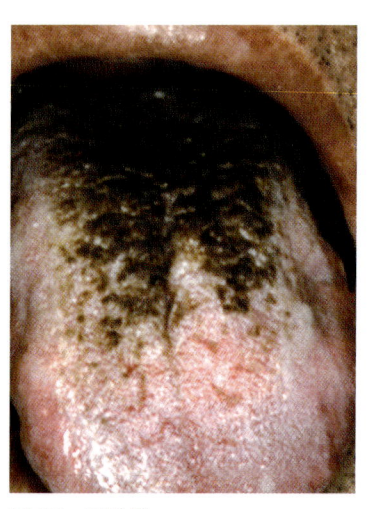

図28 黒毛舌
　延長した糸状乳頭に褐色や黒色の沈着物が付着すると黒毛舌となる．

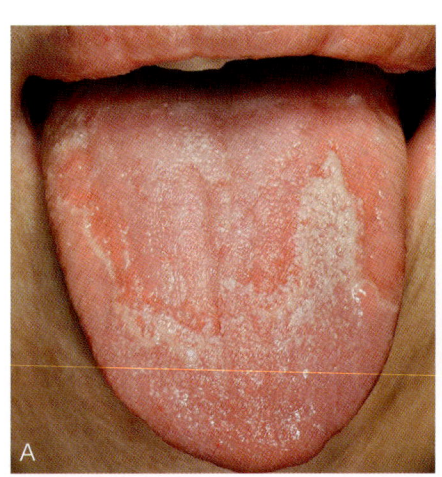

図29 地図状舌
　舌乳頭の延長と萎縮によって地図状の模様を形成する．
　A，Bは同一症例であるが，来院日によって地図状模様は変化している．

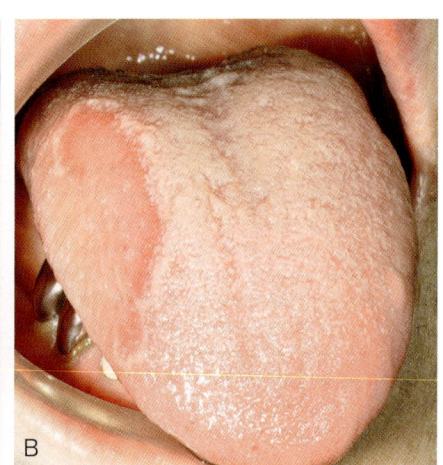

2）口唇病変

さまざまな口唇炎があり，原因，病態も不明なものが多い．症状の多くは口唇のび漫性，浮腫性腫脹である．

①肉芽腫性口唇炎（図30）

肉芽腫性の変化によって口唇がび漫性に腫脹する疾患である．腫脹は弾力性，充実性で硬結を伴う．

肉芽腫性口唇炎に溝状舌を伴う巨大舌および顔面神経麻痺を合併するものはMelkerson-Rosenthal症候群という．

②剝離性口唇炎（図31）

鱗屑あるいは痂皮の形成を主徴とする口唇の慢性病変である．原因は不明であるが，口唇をなめる，痂皮を剝ぐなどで症状を悪化させる．精神的ストレスも関係していると考えられている．治療法は対症療法で口唇の乾燥を避け，蜂蜜，グリセリン，ワセリンなどを塗布し，口唇の保湿をはかる．

③光線口唇炎

日光にあたることにより，おもに下口唇に発赤，腫脹，水疱，びらん，痂皮，亀裂などをみるものいう．

④接触性口唇炎

口唇に刺激物が接触することによって生ずる疾患で，遅延型アレルギーと考えられている．接触部に搔痒感と発赤がみられ，水疱を形成し，破れて，びらんとなる．口紅，

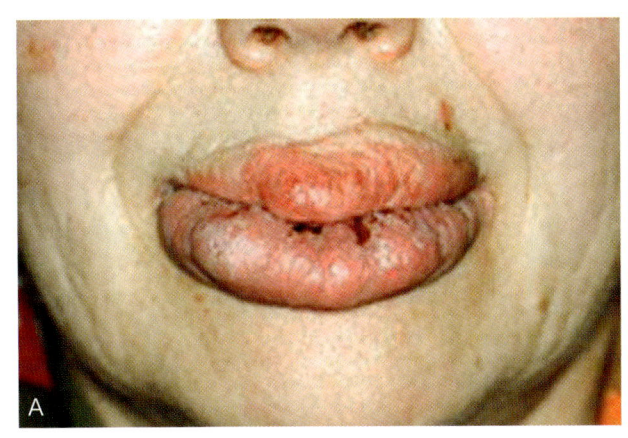

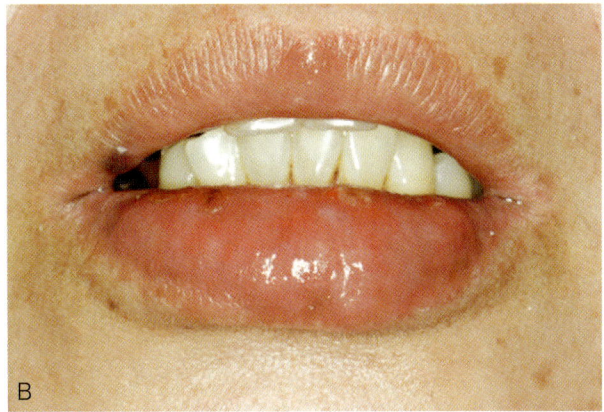

図30 肉芽腫性口唇炎（Bは文献1）より）
A：上下口唇はび漫性に腫脹し，触診すると硬く，弾力性がある．
B：下唇に弾性硬，び漫性の腫脹をみとめる．

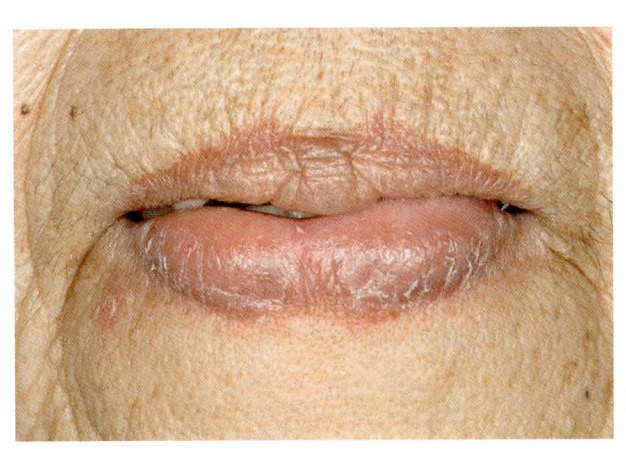

図31 剝離性口唇炎
下口唇に薄い痂皮形成がみられる．痂皮はポロポロと剝離する．

乳液，クリームなどの化粧品，歯磨き粉，石鹸，歯科用充填物などが原因となることがある．

⑤アトピー性口唇炎

口唇の乾燥，亀裂，鱗屑（皮めくれ）がおもな症状で，口唇周囲の皮膚もカサカサすることが多く，口唇およびその周囲に色素沈着をみることもある．

⑥腺性口唇炎

口唇腺の過形成により，口唇のび漫性，浮腫性腫脹をきたす．小さな腫瘤を触れ，強く圧迫すると，粘膜表面から膿性の粘液が排出される．本疾患は欧米ではよくみられるが，アジア人はまれである．

⑦口角びらん症（図32）

口角にびらんを繰り返す．ビタミンB欠乏症，糖尿病，貧血，Sjögren症候群が誘因となる．口角の機械的刺激や歯喪失による口角部皮膚の弛緩による涎も局所原因になる．カンジダ感染を伴っていることも多く，しばしば抗真菌薬含有軟膏が奏効する．

⑧Quincke浮腫（図33）

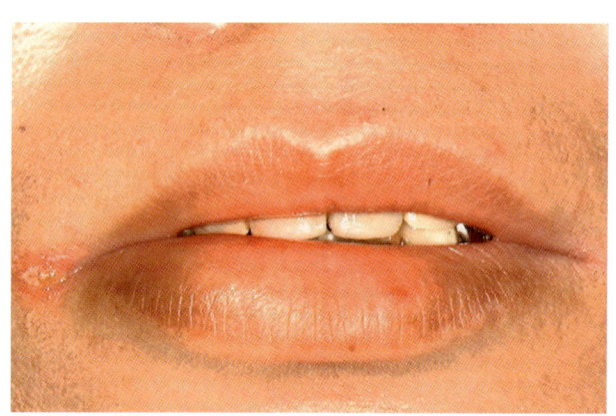

血管神経の過剰な興奮により，毛細血管の透過性が高まり，毛細血管から**血漿が漏れ，組織間に溜まる**ことによって生じる．眼瞼，頬，口唇に好発し，突然，び漫性の腫脹をきたすものである．血管神経性浮腫ともいう．治療として抗ヒスタミン薬投与，重症例では副腎皮質ステロイド薬を用いる．

図32 口角炎
Sjögren症候群患者の口角炎．抗真菌薬含有軟膏塗布で治癒した．

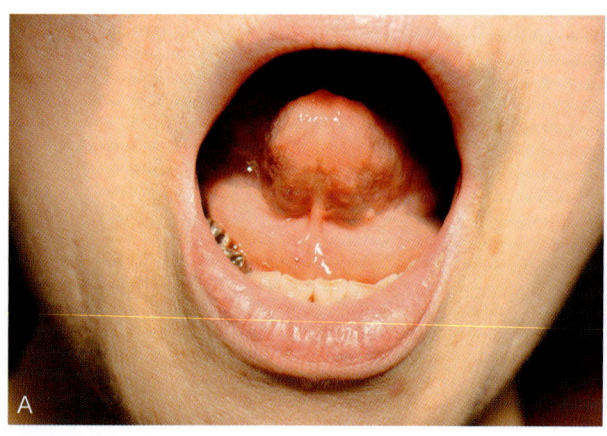

図33 Quincke浮腫
A：口腔底にび漫性，浮腫様腫脹をみとめる．
B：下口唇にび漫性腫脹をみとめる．

3）歯肉疾患

①歯肉線維腫症（図34）

歯肉にコラーゲン線維が増生する非炎症性の疾患で，多くは遺伝性に発生する．遺伝性歯肉線維腫症ともよばれる．突発性のものは，突発性歯肉線維腫症とよばれる．永久歯萌出時期（7～9歳頃）に歯槽部歯肉が肥大し，多くは歯冠を覆う．組織学的にはコラーゲンに富む線維組織からなる．

②薬物性歯肉増殖症（図35）

抗痙攣薬（フェニトイン），降圧薬のカルシウム拮抗薬（ニフェジピン）や免疫抑制薬（シクロスポリン）の服用によって歯肉が増殖することがある．とくに，抗痙攣薬によって生じるものを，その商品名をとり，ヒダントイン性，ダイランチン性歯肉増殖症という．上記薬剤服用者の約50％にみられ，服用後10～14日で歯肉の発赤，腫脹がみられ，2～3か月で歯間乳頭が肥大する．歯肉肥大は線維性組織からなるが，本症は炎症を伴い，歯肉増殖はもっぱら歯間乳頭部である．

③エプーリス（図36）

歯肉上に発生した炎症性，局所刺激性の反応性増殖物をいう．歯肉の限局性，有茎性腫瘤としてみられる．エプーリスは口腔の腫瘍様病変のうち，もっとも頻度の高いものである．病理組織学的に以下に分類される．

　i　**肉芽腫性エプーリス**：もっとも高頻度にみられるもので，炎症性肉芽組織からなる．

　ii　**線維性エプーリス**：肉芽腫性エプーリスが経過とともに線維化したと考えられている．この型もよくみられ，腫瘤は硬い．線維性エプーリスのうち，粒状の骨やセメント質が形成されたものは骨・セメント質形成性エプーリスとよばれる．

　iii　**血管腫性エプーリス**：血管に富んだ肉芽腫性エプーリスである．妊婦に発生するエプーリスはこの型をとり，妊娠性エプーリスとよばれる．

　iv　**巨細胞性エプーリス**：歯肉に生じる巨細胞性肉芽腫で，わが国ではまれである．

　v　**先天性エプーリス**：先天性に歯肉唇側にみられる腫瘤で，組織学的には約半数

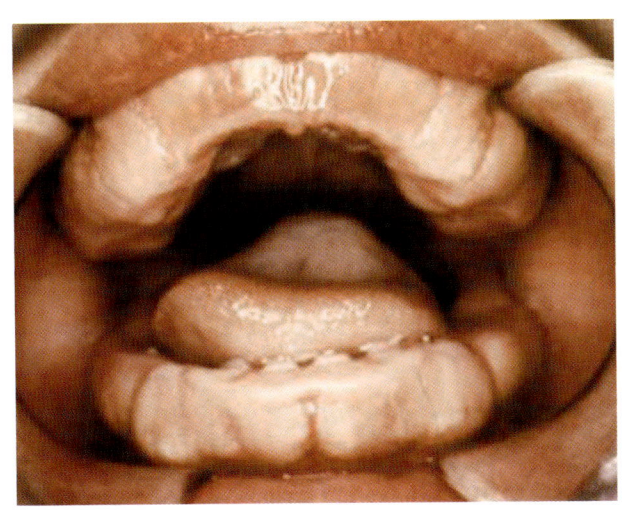

図34　歯肉線維腫症（文献1）より）
歯肉肥大により歯冠は完全に被覆されている．本例は11歳男児であるが，姉も同様の所見を示した．

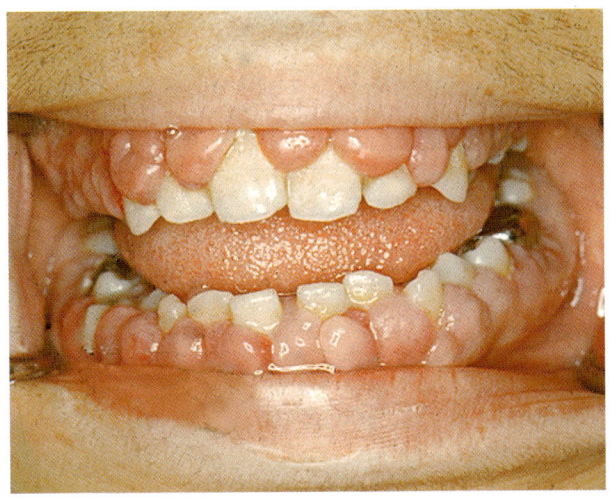

図35　薬物性歯肉増殖症（文献1）より）
フェニトイン内服により生じたもので，全顎の歯間乳頭部を中心に歯肉の肥大をみとめる．

が顆粒細胞腫で，他は線維性エプーリス像を示す．

> ◆ Point ◆
> エプーリスと歯肉癌の鑑別のため，腫瘤が有茎性であるか否かをみる．

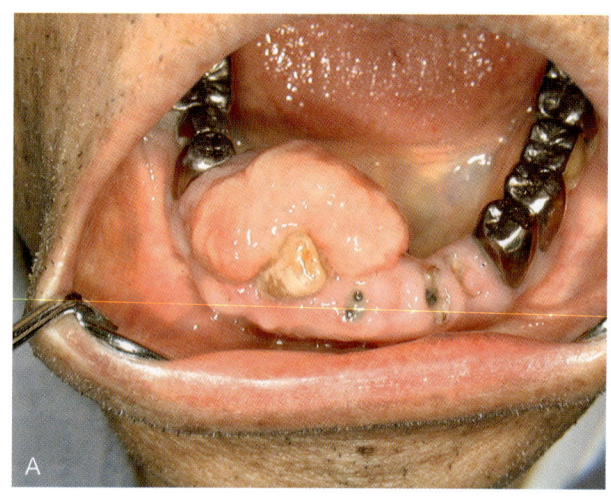

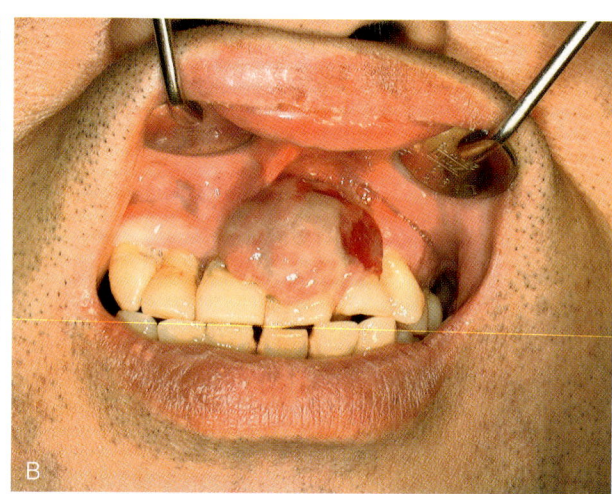

図36 エプーリス
A：犬歯歯肉部を中心に，周囲との境界が明瞭な大きな腫瘤をみとめる．
B：写真では肉芽性腫瘤で癌や肉腫と同じようにみえるが，正常歯肉との関係をみると良性，悪性の鑑別は容易にできる．腫瘤の辺縁を上方に持ち上げ，腫瘤が有茎性であることを確かめる．悪性腫瘍は正常組織に浸潤し，下広の腫瘤であるのに対し，エプーリスの歯肉との付着は茎状になっている．

V がんの原因と治療法

1 がんの原因（多段階発がん）

(1) イニシエーションとプロモーション

　発がんのメカニズムとしては，「多段階発がん説」が広く支持されている．これは，いくつかの段階を経てがんになるという説である．複数の発がん因子が作用して，遺伝子異常がいくつもの段階を経て進行し，ついにがん細胞としての高い増殖能や浸潤能を獲得すると考えられている．

　発がん因子によって最初に起こる遺伝子変化を「イニシエーション」とよぶ．イニシエーションを受けた細胞は加齢，嗜好，喫煙習慣，慢性刺激などにより，遺伝子異常が蓄積し，細胞が悪性変化していく．この過程を「プロモーション」とよぶ．

　口腔癌に関しては特定遺伝子の異常が原因となるとの報告はない．

(2) 喫煙は口腔癌の原因

　疫学研究から，南アジア諸国で口腔癌が多発するのは噛みタバコが原因であることが示唆されており，インドでは250万人が口腔癌であるといわれている．また，噛みタバコのみならず，通常のタバコの喫煙や飲酒も，口腔癌や咽頭癌，食道癌に関与すると考えられている．ヒトパピローマウイルスやEBウイルス感染が咽頭癌に関与するという報告もある．

　わが国における口腔がんの誘因としては，喫煙，飲酒以外に，不適切な補綴物などの機械的刺激などが指摘されている．

(3) field cancerization

　最近，口腔，咽頭，食道，胃など上部消化管に複数のがんが発生する多発癌が増加している．口腔癌の治療中や治療後に，隣接組織に新たながんが出現する症例によく遭遇する．これはfield cancerizationとよばれ，このような症例における上部消化管細胞が発がんのプロモーションの段階（すぐにでも癌化する状態）にあることを示唆するものである．

2 前癌病変と前癌状態

　WHO（1972年）では，「前癌病変とは，正常組織よりも癌を発生しやすい形態学的に変化した組織」と定義し，口腔では白板症と紅板症を含むと述べている．前癌状態とは，癌発生の危険性が有意に高い一般的状態と定義している．

1）前癌病変

(1) 口腔白板症

癌化率は 4.4～17.5% と報告されている．注意すべき白板症は，①部位では**舌縁や口腔底**の白板症，②肉眼的には**不均一で紅斑混在型**のもの，③**増殖性の疣状**のもの（**増殖性疣贅白板症**）である．

なかにはすでに癌になっている白板症もある．とくに不均一型症例では生検による病理組織学的診断が不可欠である．生検は，びらん・紅斑部や疣状に増殖した部位を選んで行う．

白板症の病理組織像は多彩で，種々な程度の角化の亢進，有棘層の肥厚，上皮下への炎症性細胞浸潤，上皮の種々の程度の異形成などがみとめられる．高度上皮異形成がみられる場合は，より注意深い観察が必要である．均一型でも長年にかけて癌化する場合もあり，長期にわたる経過観察が必要である（**p42, 43 参照**）．

(2) 口腔紅板症

表面が平滑で鮮紅色でビロード状病変である．組織学的には上皮の萎縮，上皮下には毛細血管の増生や拡張，炎症性細胞浸潤がみられる．上皮異形成はほとんどの症例にみられ，**上皮内癌**やすでに**浸潤癌に変化**している症例も多い．紅板症は臨床的には癌として慎重に取り扱うべきである（**p42, 43 参照**）．

2）前癌状態

(1) 扁平苔癬

口腔扁平苔癬の 2～6% が癌化すると報告されている．一方，癌化するのは扁平苔癬でなく，扁平苔癬様病変であるとの報告もある（**p44 参照**）．

(2) 色素性乾皮症

DNA 修復能に障害をもつ常染色体劣性遺伝疾患である．紫外線照射で皮膚癌になりやすいことが知られている．口唇癌や舌癌を生ずることもある．

(3) 鉄欠乏症

鉄欠乏性貧血：Plummer-Vinson 症候群は，上部消化管の粘膜萎縮から口峡咽頭や下咽頭に癌を生じやすい（**p59, 60 参照**）．

(4) 萎縮性表皮水疱症

皮膚や粘膜に水疱を形成する遺伝疾患で，白板症や，時に扁平上皮癌を生じる．

(5) 円板状エリテマトーデス

境界明瞭な円板状紅斑を顔面，その他の皮膚に生ずる膠原病で，約 20% が口腔にも扁平苔癬に類似した症状を示す．とくに，口唇では角化性紅斑を示し，口唇癌の前癌状態としてあげられている．

(6) 口腔粘膜下線維腫症

ビンロウジュを噛むことによって生ずる疾患でインド，パキスタンなどで多くみられる．口腔粘膜下は線維性で硬く，上皮は萎縮，異形成となり，癌に移行しやすい．

(7) 梅　毒

白板症を伴う後期梅毒に癌化のリスクが高い．

3）癌化に伴う細胞変化

白板症や紅板症などの前癌病変の組織観察によって，癌化に伴う細胞変化を知ることができる．**上皮異形成**は軽度から高度となり，上皮層のほとんどが腫瘍細胞に変化した状態を**上皮内癌**あるいは**上皮内腫瘍**とよぶ．高度異形成を示す上皮下には著明なリンパ球の浸潤がみられる．一般に，癌とみなされるのは腫瘍細胞が基底膜を超えて，結合組織へ浸潤してからである．それを初期癌あるいは初期浸潤癌とよぶ．

3　口腔癌の治療

口腔扁平上皮癌の治療成績は，他の領域のがんに比べると非常に良好で，75〜80%の生存率が得られている．しかし，生存率は腫瘍の進展度に大きく影響される．初期癌では100%に近い生存率が期待できるのに対し，転移を伴う進行癌では70%以下に低下する．

口腔扁平上皮癌の治療には，①**外科療法**，②**放射線療法**，③**化学療法**，④**免疫療法**が用いられる．①，②，③，④は確実性の高い順である．治療法は腫瘍の性状，腫瘍の進展度，患者の全身状態などを考慮して決定される．進行癌や悪性度の高い癌では，上記の4つの治療法を組み合わせる集学的治療が行われる．

1）口腔癌の進行度

癌の進行度は国際対がん連合（UICC）の**TNM分類**によって評価する．**Tは原発腫瘍の大きさ，Nはリンパ節転移の状態，Mは遠隔転移の有無を示す**（p82，参考資料3参照）．Tは0〜4まで，Nは0〜3まで，Mは0〜1までであり，癌の進展とともに数値が大きくなる．TNMの組み合せで病期（stage）分類（Ⅰ〜Ⅳ期まで）がなされる．

口腔癌は口腔粘膜の表層から発生する癌なので，観察は容易で早期発見が可能である．にもかかわらず，癌が進行した状態（stageⅢやstageⅣ）で専門病院を受診する患者が多いのが現状である．

2）外科療法

外科療法は，原発腫瘍と頸部リンパ節転移に対して行われる．

小さな癌であれば単純切除のみで，大した術後障害もなく，ほとんどが完治する．たとえば，舌癌の手術では，初期のものでは部分切除，進行に応じて半側切除，亜全摘出が行われる．下顎骨歯肉癌では下顎辺縁切除，進行に応じて下顎区域切除，下顎半側

切除，下顎亜全摘出術が行われる．すなわち，進行に応じて軟組織や骨の切除範囲が大きくなる．幸い，近年の即時再建手術の発展により拡大手術が可能となり，進行癌における治療成績も向上してきた．顎骨には金属プレートや腸骨，肩甲骨移植が行われ，軟組織欠損部には大胸筋皮弁，前腕皮弁，腹直筋皮弁などが移植される（**図1**）．再建術によって術後の審美障害や口腔機能障害も軽減されるようになった．しかし，再建による機能障害軽減には限界があり，早期手術に勝るものはない．

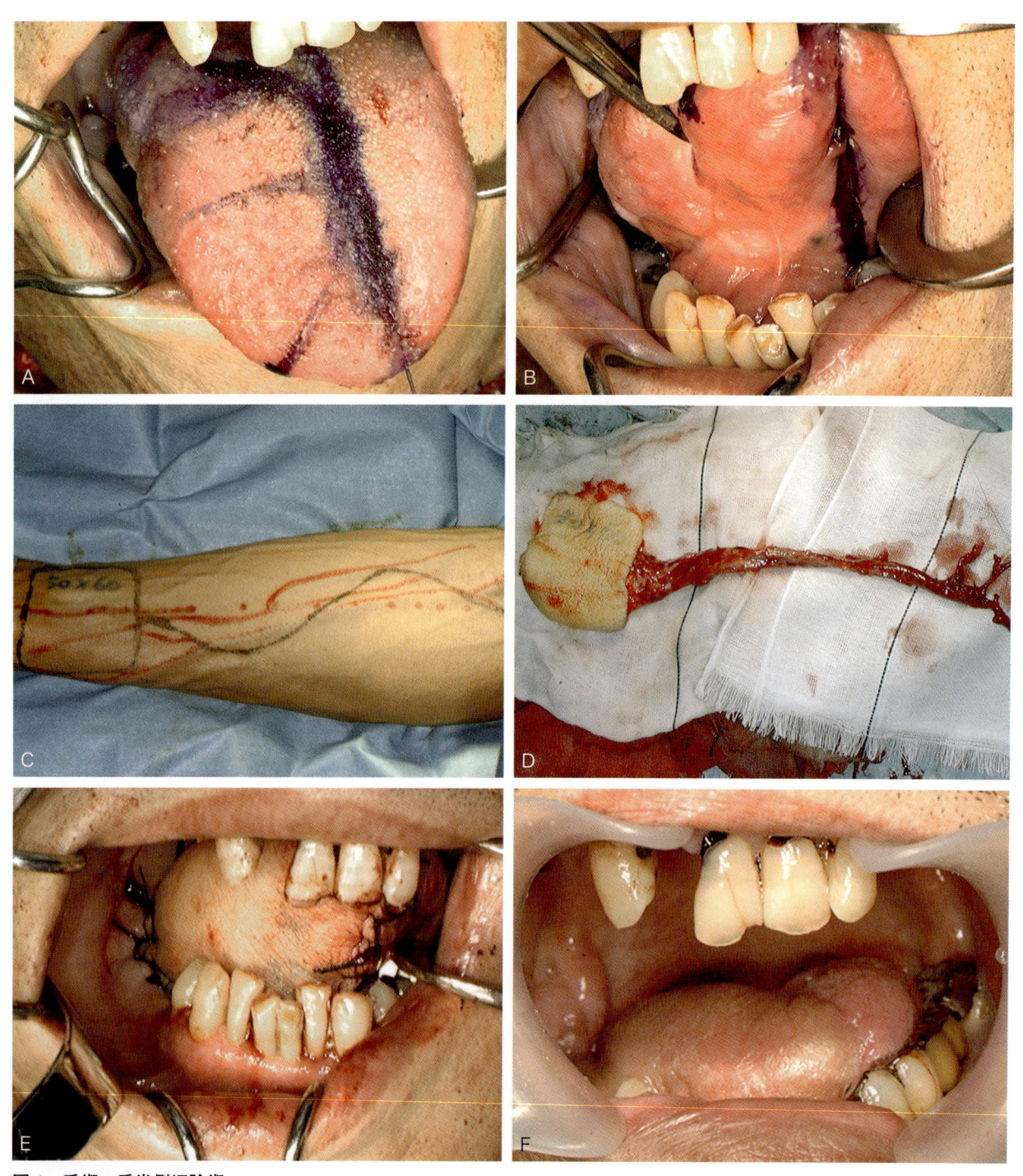

図1 手術：舌半側切除術
切開線：舌背部（A），舌下面（B）．
前腕皮弁：設計．赤線は血管走行，青線は切開線（C）．血管柄付き皮弁を採取したところ（D）．
□状の皮弁が口腔内に入る．舌切除後，前腕皮弁を移植したところ（E）．術後2か月（F）．

V　がんの原因と治療法

　口腔癌は，所属リンパ節である顎下リンパ節や頸部リンパ節に約4割の症例が転移する．頸部リンパ節転移に対して放射線療法や化学療法は奏効しにくい．放射線療法は補助療法として用いる．根治療法は手術のみである．

　転移の部位や進行度により，根治的，機能的あるいは選択的頸部郭清術が行われる．

　根治的頸部郭清術は基本的手法で総頸動脈，迷走神経，横隔膜神経，舌下神経など重要な血管，神経を保存し，深頸筋膜上のリンパ組織を筋肉，脂肪組織など正常組織を一塊として切除する手術である．

　機能的頸部郭清術は根治的手術から内頸静脈や副神経などを保存するものである．選択的頸部郭清術は転移のみられる領域を選択，部分的に郭清する方法である．かつては根治的頸部郭清術がよく行われた．最近では機能保存を考慮した機能的頸部郭清術や選択的頸部郭清術が行われる．

(1) 放射線治療

　放射線治療は，多くの施設で口腔癌の主たる治療法として用いられてきた．この治療法は審美性や口腔機能を保存できる利点があり，かなりの効果が期待できる．治療目的で分類すると，①放射線治療単独あるいは化学療法との併用によって根治を狙う根治療法，②手術前に腫瘍進展の抑制をはかる術前療法，③術後に腫瘍再発を防ぐために行う術後放射線療法，④完治は期待できないが，延命や症状緩和を期待する姑息的放射線治療があげられる．

　治療法は外部照射法と小線源治療法に大きく分けられる．外部照射はX線や電子線を用い，小線源治療にはイリジウム針が挿入される．根治性を求める場合は小線源治療法を主体とした治療が選択され，軟組織に限局した腫瘍であれば，制御可能である．

　しかし，進行癌では限界があり，大量の照射は重篤な炎症（皮膚炎，口腔粘膜炎，口腔乾燥症，味覚障害，難治性の口内炎），顎骨壊死，嚥下障害などを引き起こすことも無視できない．

(2) 化学療法

　口腔癌によく用いられる抗がん薬は，ブレオマイシンやシスプラチン，5Fuである．最近は，タキサン系抗がん薬も頭頸部癌によく用いられる．いずれの抗がん薬も種々の副作用があるので，低濃度の抗がん薬を組み合わせた多剤併用療法がよく行われる．多剤併用療法は副作用を軽減し，制癌効果を高めるための方法である．

　投与法は静脈注射が通常である．皮下注射，筋肉注射も可能である．また，抗がん内服薬も開発され，経口的に投与される場合もある．抗がん薬の全身への投与量を減らし，局所により高濃度の抗がん薬を投与する方法として，支配動脈にカテーテルを挿入する動注療法も行われる．全身投与に比較して，より強い腫瘍抑制効果が得られている．しかし，化学療法単独では限界があるので，多くは放射線治療との併用療法が用いられる．

(3) 合併症

　放射線療法や化学療法の合併症には口腔に症状を示すものが多い．ゆえに，歯科医師の支援が必要となる．

　化学療法は抗がん薬の種類にもよるが，骨髄抑制，腎毒性，肺毒性，悪心，嘔吐など種々の副作用がある．十分な栄養管理を行い，免疫能や体力低下の防止に配慮しなければならない．

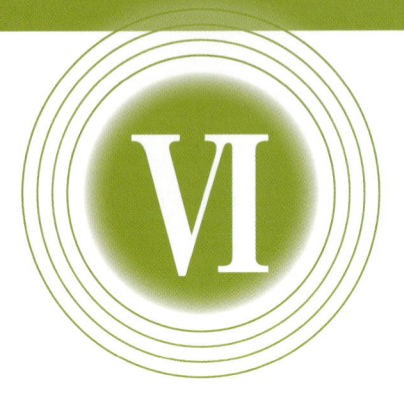

# Ⅵ がん患者の口腔ケアと歯科治療

　歯科医師や歯科衛生士は口腔がんの発見のみならず，がんの治療前，治療中，治療後の口腔ケアも重要な役割である．抗がん薬や放射線治療に伴う口内炎の治療や摂食・嚥下指導などのケアは，治療を完遂するために，また，患者のQOLを低下させないためにも重要である．従来の抗がん薬，最近の分子標的治療薬，骨髄移植などにより口腔合併症を生じることから，がん治療専門医と歯科医師との連携の必要性が認識されるようになってきた．歯科医師はがん治療の合併症に対する歯科治療の重要性をさらに理解することが必要である．

1　放射線障害に対して

1）口内炎（口腔粘膜炎）

　口腔・頭頸部領域のがんに放射線治療を行うと，口腔，咽頭粘膜に強い炎症が起こる．抗がん薬を併用していると症状はさらに重篤になる．放射線外部照射後，2〜3週目から照射部の粘膜に発赤やびらんが発現する（**図1**）．粘膜炎の進行に伴い，強い接触痛，灼熱感，咽頭痛，嚥下痛を訴える．
　治療には，アズレンと重曹，あるいは副腎皮質ホルモンを含むうがい薬での口腔清掃を行い，粘膜保護作用のある抗潰瘍薬を内服させる．食事に際してはキシロカインゼリーで粘膜を麻酔，保護した後，刺激性の少ないものを摂取させる．

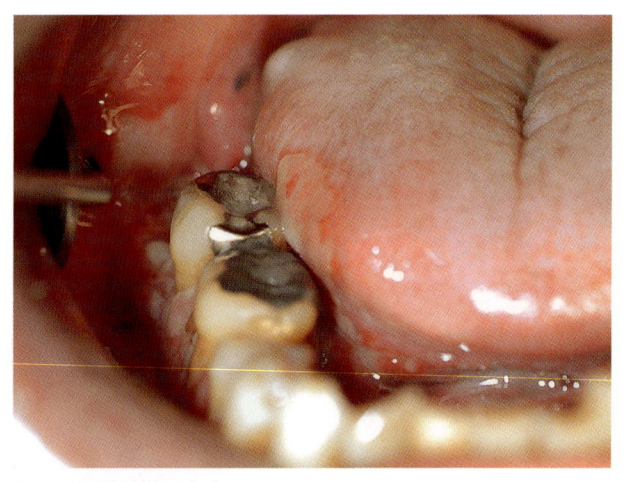

図1　放射線性口内炎
　照射開始から15日目．舌，口腔底，歯肉，頰粘膜に発赤，びらんをみとめる．

口内炎や味覚障害は，外部照射30〜40Gy程度であれば，照射後2〜4週で徐々に回復する．しかし，それ以上の照射量では，照射後数年を経過しても定期的に粘膜炎や粘膜潰瘍を繰り返すことが多い．とくに内部照射を行った場合，潰瘍は壊死を伴い，難治性であり，再発を繰り返すことが多い．

2）口腔乾燥症

照射による遅発性傷害の1つは，唾液腺障害による口腔乾燥症である．口腔乾燥症は重篤で，口腔粘膜は乾燥し，平滑，光沢を帯びる．とくに舌は乳頭の萎縮・消失によって平滑舌となり，患者はヒリヒリ感や味覚障害を訴えることが多い．唾液分泌減少により口腔は不潔となり，会話，咀嚼，嚥下など口腔機能障害を生ずる（**図2**）．

3）顎骨壊死

放射線照射後の患者に対して注意すべき遅発性傷害は顎骨壊死である．40Gy以上の外部照射を受けた患者には，下顎骨の露出や骨壊死を生ずることが多い．舌癌や口腔底癌では内部照射が行われるが，舌や口腔底の潰瘍，下顎骨の露出や壊死を出現する可能性がある．外部照射は口腔癌より咽頭癌など耳鼻科領域の癌に多く用いられ，照射量も多い．頭頸部に放射線照射を受けた患者の口腔診察に際しては，まず十分な問診を行い，照射量，照射部位，治療経過などを把握する．

口腔内は不潔になっていることが多く，易感染性状態となっている．照射部の口腔組織は血液供給が十分でなく，組織の再生力や治癒力も低下している．歯科医師をはじめスタッフは患者の口腔清掃に努め，顎骨の外科処置を避けるべきである．いかに歯が動揺していようとも，抜歯を行ってはならない．口腔清掃を行い，自然脱落を待つ．不用意な外科処置は顎骨骨髄炎，壊死を進行させ，顔面皮膚など軟組織の壊死にまで進展させることもある．

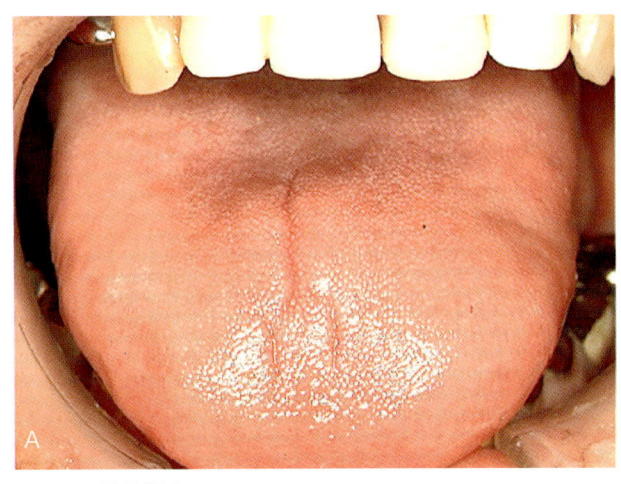

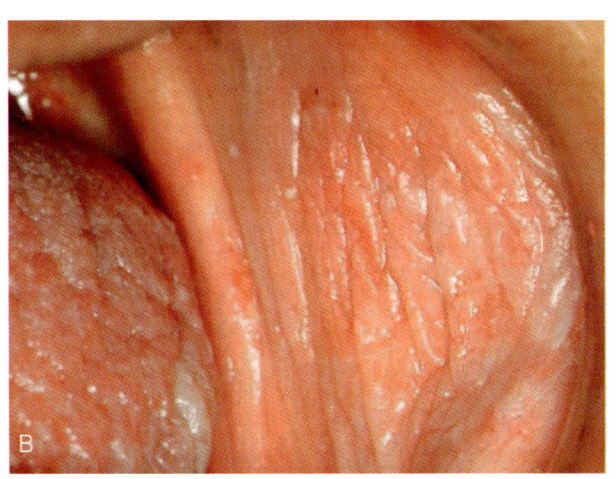

図2　口腔乾燥症
A：舌：舌乳頭は萎縮し，赤く光沢を帯びている．
B：頬粘膜：湿り気が全くなく，光沢を帯びている．

2 化学療法と口腔合併症

1) 口内炎（口腔粘膜炎）

　抗がん薬投与の合併症として約40％に口内炎がみられる．口腔ケアの方法は放射線性口腔粘膜炎と同じである．

2) 感染症

　抗がん薬を投与すると，その副作用として骨髄機能が抑制され，免疫能も低下する．とくに，血液系腫瘍などにおける強い化学療法の合併症として，重篤な感染症を生ずる．口腔は感染源の1つで，歯性感染から蜂窩織炎，骨髄炎，敗血症などを続発して致命的になる場合もある．このため，がん治療前に感染症の原因となりうる根尖病巣や歯周病の治療，徹底した慢性病巣の除去と歯石除去などの口腔衛生に努めなければならない．
　化学療法専門医が治療前に歯科を受診させるのは，歯性感染症の予防のためである．

3) 骨髄移植合併症

　骨髄移植の重大な合併症は移植片対宿主病（graft-versus-host disease：GVHD，図3）である．GVHDは，同種造血幹細胞移植などでドナー由来のTリンパ球が宿主を非自己として認識し，種々の臓器に傷害を与える疾患で，輸血後に起こることもある．
　急性GVHDとは，骨髄移植後100日以内に発症するものをいい，通常2〜3週間後にみられる．ドナー由来のTリンパ球が直接関与するもので，おもに皮膚，肝臓，腸管などが傷害を受け，致命的になることも多い．
　これに対して慢性GVHDとは，宿主で一度生着した幹細胞から生体で新たにつくられたTリンパ球によって引き起こされる免疫反応で，移植後100日以降に発症する．急性GVHDに比較してより多くの臓器が傷害を受け，自己免疫疾患に類似した病態を示す．唾液腺傷害により口腔乾燥症が生じ，口腔粘膜は扁平苔癬に類似した口内炎を生じる．

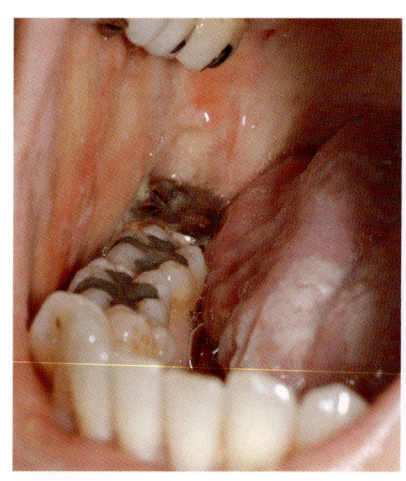

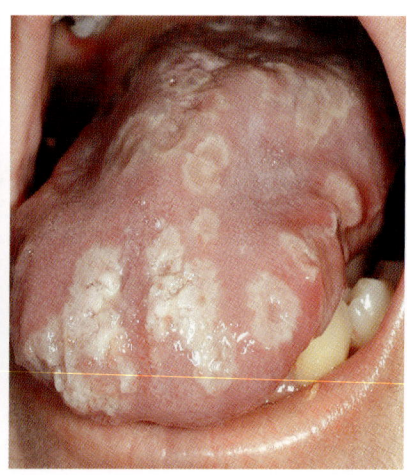

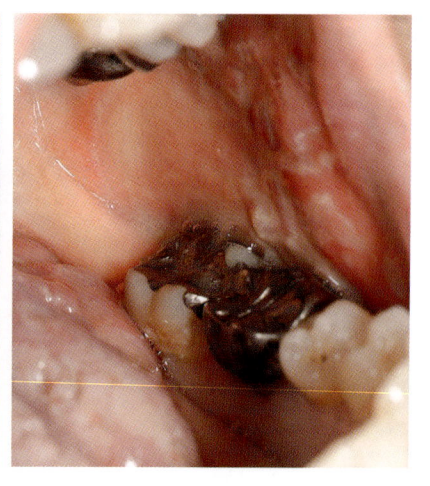

図3　移植片対宿主病
　骨髄移植4か月後，口腔は乾燥し，頬粘膜（右，左）は扁平苔癬様の口内炎を示してきた．舌も白斑と発赤の混在する扁平苔癬様炎症を示す．

Ⅵ　がん患者の口腔ケアと歯科治療

口腔粘膜炎と口腔乾燥症を生じるので，主治医から紹介を受けて歯科を受診する．口腔粘膜炎に対しては副腎皮質ホルモン薬含有の軟膏，うがい薬を用いる．

3　術後の口腔管理

最近の口腔外科手術は移植・再建術を応用し，術後の形態や機能保持に努めている．しかし，術前の健常な状態を100%維持することは困難で，切除の大きさに応じた障害が残る．口腔衛生指導に加えて，補綴処置による口腔機能の回復，咀嚼，嚥下指導は歯科の重要な業務である．

COLUMN 2
口腔がんに遭遇したとき

　がんの確定診断は生検による病理組織学的診断によって行われる．しかし，治療体制が整っていない状況で生検を行うことは慎むべきである．生検を行わず，ただちに専門医に紹介するのがベストである．

　腫瘍に対して切開などの侵襲を加えることにより，腫瘍細胞播種や腫瘍の増殖や転移のスピードが亢進する可能性があり，確定診断後，すみやかに治療を行う必要がある．生検は，臨床的に悪性腫瘍であるという確信のもとに治療計画まで立ててから，最終的な確定診断を得るために行うものである．治療計画に必要な情報（がんの進行度，全身状態）の収集を行いながら，生検も治療の流れのなかで行われる．

　専門医への紹介は○○がんの疑い，○○部の精査依頼という文章で十分である．

　口腔がん検診も同様であるが，確定診断に至る必要はなく，異常を指摘することが重要な役割である．

Ⅶ がんの簡易検査法

　がんを疑ったときは，生検などをせず，すみやかに専門医に紹介することがベストであると述べた（**p73**）．しかし，欧米などではがん検診の際，以下の簡易検査法をすすめているところもある．

1　生体染色法

　口腔粘膜上皮においては前癌病変と口腔癌が連続してみとめられることが多い．また，肉眼では明らかにできない上皮異形成をみとめることもよく知られている．このような，口腔癌もしくはその前駆状態を日常の臨床で簡便に染色するのが生体染色法である．その長所・短所を理解し，正しい手技と手順を行えば，非常に有用な判断基準となり得る．

　口腔内の生体染色で日常よく用いられているのは，以下にあげるヨード生体染色法とトルイジンブルー生体染色法である．

1）ヨード生体染色法（図1）

口腔癌・前癌病変・上皮異形成と正常粘膜を識別する．
・染色部：正常粘膜
・不染部：口腔癌・前癌病変・上皮異形成

（1）原　理

　塗布したヨード溶液が，正常な口腔粘膜の重層扁平上皮のなかのグリコーゲン顆粒と反応して茶褐色を呈する．癌化した部位や異形上皮では，顆粒細胞層のグリコーゲンが少ないため相対的に病変部が不染部として浮かびあがる．

（2）準備するもの

　①染色液：ヨード・グリセリン溶液（ヨウ素として1.2～3％として使用する）
　　　　　例1．複方ヨードグリセリン（いわゆるルゴール液，ヨウ素1.2％）を原液で使用する．
　　　　　例2．20％歯科用ヨードグリセリン（いわゆるJG，ヨウ素10％）を滅菌水で5倍に希釈して使用する．

　市販のヨード製剤にはさまざまな種類があり，組成が異なっている．それぞれの製剤によって染色性と染色法が異なるので注意を要する．ヨードチンキも同様に口腔粘膜に使用できるが，エタノールを70％含むので刺激性が非常に強い．一般に，ヨード生体染色で用いられるヨウ素濃度は1.2～3％である．ヨウ素濃度の高い製剤を使用する場合には蒸留水により希釈し，前記の濃度に合わせる．ヨウ素濃度が高いほど染色性がよくなるが，粘膜に対する刺激は強く，患者に苦痛を与えることもある．

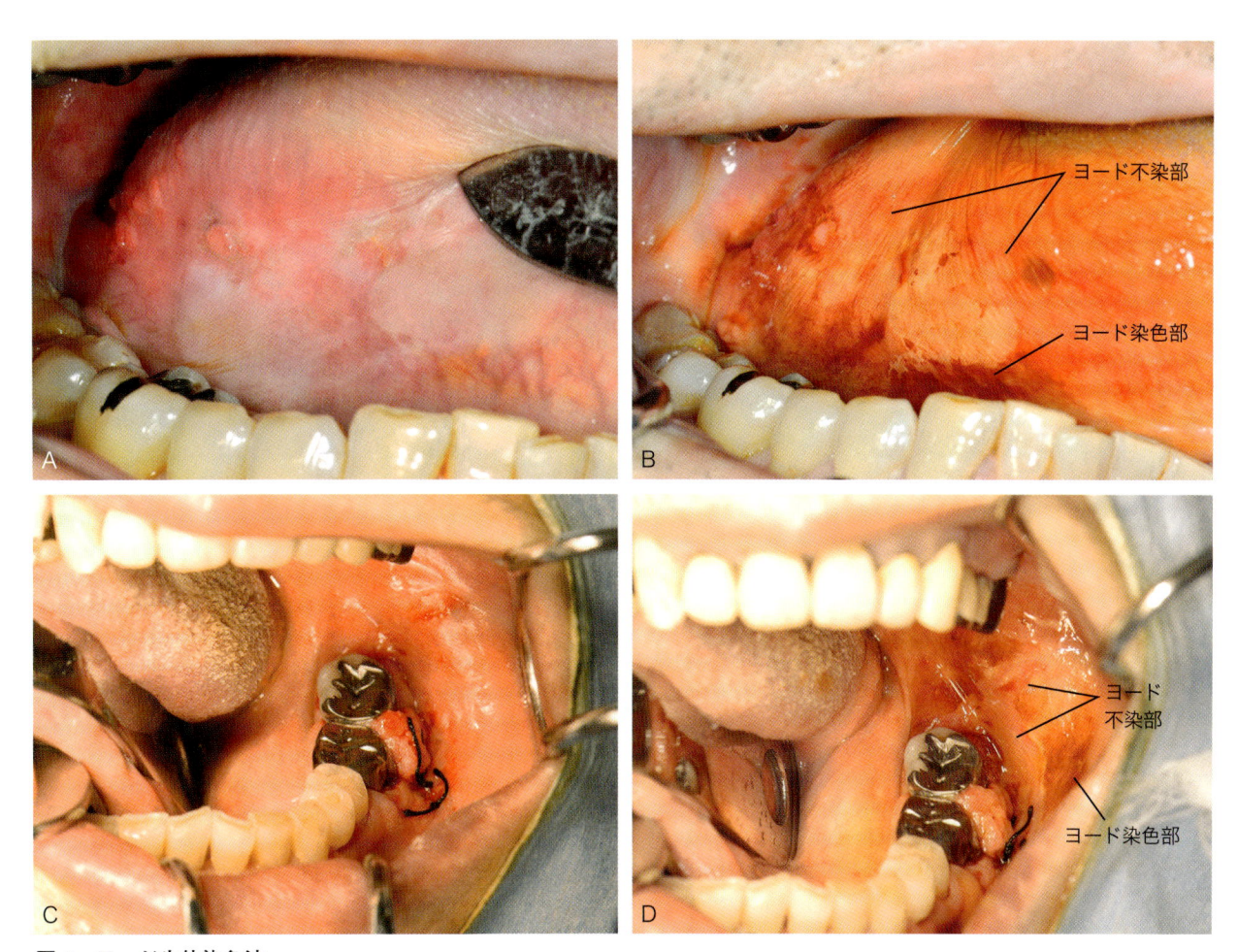

図1 ヨード生体染色法
A：舌白板症．染色前．
B：ヨード染色後．不染部は高度上皮異型性が疑われる．
C：下顎歯肉癌．歯肉の生検後，頬粘膜に薄い白斑がみられたので，ヨード染色を行った．
D：ヨード染色後．明らかなヨード不染部が歯肉移行部頬粘膜にみられた．

② 中和液：チオ硫酸ナトリウム溶液（2.5％溶液として使用する）
デトキソール注射液　10％チオ硫酸ナトリウム（萬有製薬）

低濃度でヨード染色をする場合にはほとんど問題にならないが，高濃度で用いた際，脱色が必要になることがある．この場合にはこれらの中和液を用いて中和・脱色することができる．

（3）禁　忌

ヨードに対して過敏症のある患者．

（4）手　技

① 水道水でよくうがいさせる．
② 目的の検査部位をガーゼなどでよく乾燥させる．とくに唾液腺開口部付近では，乾燥が困難なので簡易防湿を行う．
③ ヨードグリセリン液を綿球などにつけ，病変および病変周囲に塗布する．3％ヨードならば一度で十分であるが，ルゴール液ならば染色性をみながら2〜3回塗布を繰り返す．十分な発色を得るのに少なくとも1分は必要である．染色性が不良

な原因は通常，防湿の失敗である．
④ 不染部を写真などに記録する．不染部の淡い染色により染色部と不染部の区別が難しい場合には生理食塩液により洗浄するとよい．しかし，1.2％程度のヨード溶液を使用した場合，生理食塩液による染色で脱色されてしまう場合があるので適宜行う．
⑤ 通常は自然に染色が消退するが，脱色が必要な場合は 2.5％チオ硫酸ナトリウム溶液（4倍希釈したデトキソール）を塗布またはうがいに使用する．

(5) 注意すべき点

① 上皮の薄い部分（可動歯肉以外の部分）や抜歯窩などの幼若な再生上皮は染色されない．歯肉・硬口蓋への適応については考慮して行うべきである．
② 早期浸潤癌や反応性上皮異形成も不染域となることがあるので，結果の判定はこのことを知ったうえで行うべきである．もしくは次項のトルイジンブルー染色を併用する．
③ 本法で前癌病変もしくは癌腫が検査陽性（不染域）となる確率（感度）は自験例で80％程度である．一方で，正常粘膜が検査陰性（染色域）である確率（特異度）は50％程度にとどまる．諸家の報告も同様である．染色手技により十分な染色性が得られないことなどで偽陽性が多くなることが原因と考えられ，不染部は必ずしも前癌病変ではないことに注意すべきである．

2）トルイジンブルー生体染色法

癌腫を識別する．
・染色部：口腔癌
・不染部：正常粘膜・前癌病変（淡い染色性を示す）

(1) 原　理

病理組織染色でもよく用いられている方法で，トルイジンブルーが酸性ムコ多糖類の酸性基と結合して，もとの色と異なった異調染色（メタクロマジー）を呈することで診断を得る．生体での口腔粘膜染色でもこの原理によって染色されるか不明であるが，腫瘍化した部分の特異的染色が得られるのが特徴である（**図2**）．

(2) 準備するもの

0.5％トルイジンブルー溶液　1％酢酸溶液　トルイジンブルーは，食道や胃の内視鏡では診断用として古くから癌部の染色に用いられているが（通常濃度は 0.05％），ヨードグリセリン溶液のように治療薬として日本で市販されていないため入手や調整が困難である．海外では歯科医用にトルイジンブルー染色と蛍光染色を組み合わせた口腔癌検出キットが認可され，発売されている（ViziLite plus：Zila Pharmaceuticals）．

(3) 禁　忌

トルイジンブルーに対して過敏症のある患者．

(4) 手　技

① 水道水でよくうがいさせる．

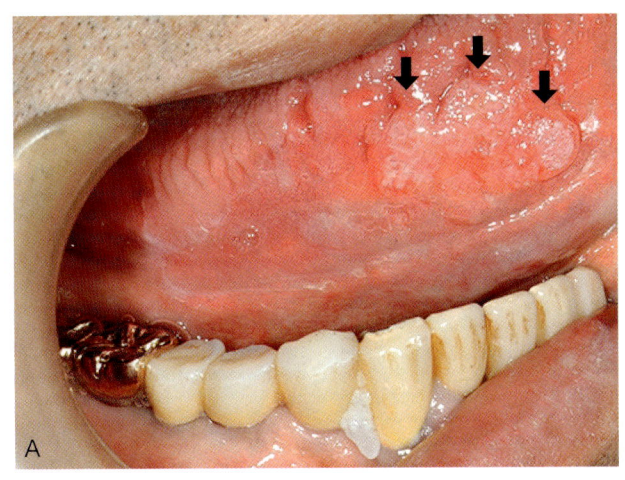

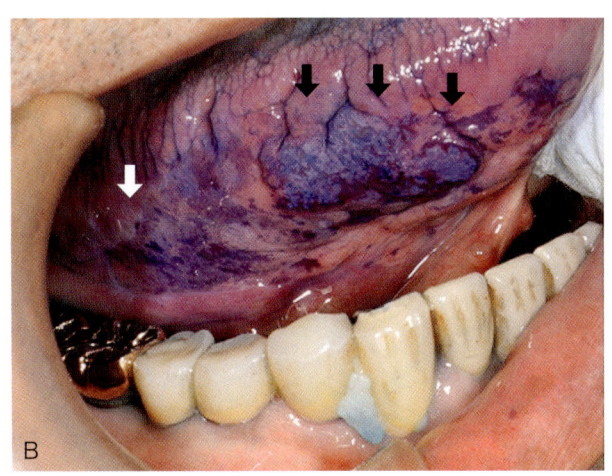

図2　トルイジンブルー染色法
舌表在性癌の疑い．
A：トルイジンブルー染色前．舌縁前方部3か所（➡）がやや顆粒状になっており，初期癌が疑われる．
B：トルイジンブルー染色後．前方の3か所（➡）のみならず後方（⇨）も染色され，広範囲の癌が示唆される．

② 病変部をできるだけ乾燥させる．防湿もヨード染色同様に行う．
③ 染色を行う部位に1％酢酸を塗布して前処理する．30～60秒の1％酢酸液による含嗽を行ってもよい．
④ トルイジンブルー溶液を2～3回塗布する．
⑤ 1％酢酸溶液を塗布して余剰な部分を脱色する．
⑥ よく含嗽させる．余剰な色素が除去されるまで繰り返し行う．
⑦ 染色部の観察，記録を行う．

（5）注意すべき点

① ヨード染色が適応部位について考慮が必要なのに対して，本法は濃染部のみ判定するのであれば，口腔内のどの部位の粘膜でも適応できる．淡い染色を示す異型上皮については，ヨード染色と同様に歯肉・硬口蓋では判定が困難である．
② 本法で前癌病変もしくは癌腫が検査陽性（濃染域）となる確率（感度）は85％程度である．一方で，正常粘膜が検査陰性（不染色域）である確率（特異度）は70％程度で，正常粘膜でも染色性を示すこともある．

2　細胞診

　生体染色で得られた検査陽性群は，なんらかの方法で病理学的な検査を行う必要がある．しかし，治療体制が整っていない状況で組織検査（生検術）を行うことは慎むべきである．その理由は，前章で述べた（**p73**）．
　生体染色で陽性が疑わしい，あるいは口腔癌検診でさらに精度の高い診断が求められる場合，細胞診は非侵襲性で，感度と特異度の高い優れた検査法である．
　生体染色と組み合わせた精度の高い早期発見は治療効果と患者のQOL向上につながる．

1）擦過細胞診の方法

　口腔粘膜の病変に対する細胞診は擦過細胞診であり，鋭匙やブラシ（歯間ブラシ）を用いる方法や，キットを用いる方法がある．染色はパパニコロウ染色がおもに行われている．

　ここでは，細胞の採取・固定鋭匙・ブラシを用いる方法を紹介する．

　外部委託の検査機関では，細胞診の検体を受け付け，資格をもった病理医による診断結果を出してくれる．検査に必要なスライドガラスや搬送容器（オブジェクトケース）についても検査機関から提供される．保険適応の検査であり，以下の手順さえ確実に行えば，歯科医院でも細胞診は可能である．

（1）準備するもの

① 歯科用鋭匙または歯間ブラシ
② 口腔内消毒用綿球（必要に応じて）
③ スライドガラス2枚・オブジェクトケース（検査機関から提供される）
④ 固定液（95％エタノール）もしくは噴霧式・滴下式の固定液（ラピッドスプレー，ラピッドフィクス：武藤化学（株）など）

（2）手　技

① 水道水でよく含嗽させる．口腔内の衛生状態が不良の場合や病変部が汚染されている場合は，湿った綿球などで清拭し，粘膜面を露出させる．
② 麻酔は必要ないが，患者の痛みの訴えが強い病変については表面麻酔薬を使用してもよい．
③ 病変上の余分な水分，唾液を吸引除去しておく．
④ 鋭匙もしくはブラシ（歯間ブラシ）を用いて病変部を少なくとも3回，力を入れずに擦過する．こうすることで表層から深層に至る細胞が採取される．
⑤ スライドガラスに細胞を移す．鋭匙の場合，少しスライドガラスに対して叩きつけるようにすると細胞を載せやすい．ブラシの場合はスライドガラスに対してブラシの先をはじいてやると細胞の回収率が上がる．
⑥ 細胞をスライドガラスに回収できたら，素早くもう一方のスライドガラスを重ね合わせて3回擦り合わせる．こうすることで細胞の重なりが少なくなる．
⑦ ただちに2枚のスライドガラスを固定液に浸漬する．スライドガラスから細胞が剝がれやすいので静置する．30分以上室温で固定する．その後，乾燥する．噴霧式もしくは滴下式固定液を用いる場合は，ムラが出ないように固定液を細胞が載っている面全体に十分に噴霧または滴下する．そのまま乾燥する．
⑧ 検査機関の提出方法に従ってスライドガラスを提出する．

（3）注意すべき点

① 採取した細胞が乾燥すると染色性が急激に低下し，判定が困難になる．
② 細胞をスライドガラスに移したら素早く擦り合わせ，固定操作を行う．擦り合わせから固定までの間は5秒以内が望ましいとされる．
③ スライドガラスの擦り合わせは3回までとする．それ以上は細胞が破壊され，判定自体が不可能となる．

(4) キットを用いる方法

　子宮頸癌の細胞診用のキット（ThinPrep）は，口腔内にも応用でき，マニュアルに従って細胞を採取，固定液に細胞を回収するだけでよい．採取操作での乾燥による標本不良や細胞の回収率の低下がほとんどなく診断精度がよい．しかしながら，これには専用の細胞回収装置と染色装置が必要であり，依頼先の検査機関が本システムを採用していないと不可能であるという欠点がある．口腔癌検診の際，各都道府県は本システムを用いた口腔癌の細胞診を行っていることが多い．

2）細胞診の判定結果

　日本では従来細胞診の判定にパパニコロウ（Papanicolaou のクラス分類）（**表1**）が採用されていたが，日本産婦人科学会が子宮頸部細胞診報告様式をベセスダ分類に統一を行ったことに伴い，口腔領域の細胞診の判定もベセスダ分類に従うことが多くなっている（**表2**）．

表1　パパニコロウのクラス分類

Class Ⅰ：Absence of atypical or abnormal cells.
Class Ⅱ：Atypical cytology but no evidence of malignancy.
Class Ⅲ：Cytology suggestive of, but not conclusive of malignancy.
Class Ⅲa：Probably benign atypia.
Class Ⅲb：Malignancy suspected.
Class Ⅳ：Cytology strongly suggestive of malignancy.
Class Ⅴ：Cytology conclusive for malignancy.

クラス判定はⅠ・Ⅱを陰性，Ⅲ（Ⅲa/Ⅲb）を疑陽性，Ⅳ・Ⅴを陽性と読み替えることもできる．

表2　ベセスダ分類と従来のクラス分類の対比

ベセスダ分類	略語	推定される病理診断	従来のクラス分類
陰性	NILM	炎症・潰瘍・感染症・扁平苔癬等	Ⅰ，Ⅱ
意義不明な異型扁平上皮細胞	ASC-US	軽度扁平上皮内病変疑い	Ⅱ，Ⅲa
軽度扁平上皮内病変	LSIL（OLSIL）	軽度扁平上皮内病変	Ⅲa
HSILを除外できない異型扁平上皮細胞	ASC-H	高度扁平上皮内病変疑い	Ⅲa，Ⅲb
高度扁平上皮内病変	HSIL（OHSIL）	高度扁平上皮内病変	Ⅲa，Ⅲb，Ⅳ
扁平上皮癌	SCC	扁平上皮癌疑い	Ⅴ
鑑別困難	IFN	腫瘍性か非腫瘍性かの判断が困難	—

SIL：squamous intraepithelial lesion（扁平上皮内病変）

参考資料

資料1　歯原性ならびに顎顔面骨腫瘍の WHO 分類（4th, 2017）

歯原性腫瘍	顎顔面骨の腫瘍ならびに腫瘍様病変
歯原性癌腫	**悪性顎顔面骨ならびに軟骨腫瘍**
エナメル上皮癌	軟骨肉腫
原発性骨内癌，NOS	軟骨肉腫，グレード1
硬化性歯原性癌	軟骨肉腫，グレード2/3
明細胞性歯原性癌	間葉性軟骨肉腫
幻影細胞性歯原性癌	骨肉腫，NOS
歯原性癌肉腫	低悪性中心性骨肉腫
歯原性肉腫	軟骨芽細胞型骨肉腫
良性上皮性歯原性腫瘍	傍骨性骨肉腫
エナメル上皮腫	骨膜性骨肉腫
エナメル上皮腫，単嚢胞型	**良性顎顔面骨ならびに軟骨腫瘍**
エナメル上皮腫，骨外型／周辺型	軟骨腫
転移性エナメル上皮腫	骨腫
扁平歯原性腫瘍	乳児のメラニン（黒色）性神経外胚葉性腫瘍
石灰化上皮性歯原性腫瘍	軟骨芽細胞腫
腺腫様歯原性腫瘍	軟骨粘液様線維腫
良性上皮間葉混合性歯原性腫瘍	類骨骨腫
エナメル上皮線維腫	骨芽細胞腫
原始性歯原性腫瘍	類腱線維腫
歯牙腫	**線維骨性ならびに骨軟骨腫様病変**
集合型および複雑型	骨形成線維腫
象牙質形成性幻影細胞腫	家族性巨大型セメント質腫
良性間葉性歯原性腫瘍	線維性異形成症
歯原性線維腫	セメント質骨性異形成症
歯原性粘液腫／歯原性粘液線維腫	骨軟骨腫
セメント芽細胞腫	**巨細胞性病変と骨嚢胞**
セメント質骨形成線維腫	中心性巨細胞肉芽腫
顎嚢胞	周辺性巨細胞肉芽腫
炎症性歯原性嚢胞	ケルビズム
歯根嚢胞	動脈瘤様骨嚢胞
炎症性傍側性嚢胞	単純性骨嚢胞
歯原性ならびに非歯原性発育性嚢胞	**血液リンパ性腫瘍**
含歯性嚢胞	骨の孤立性形質細胞腫
歯原性角化嚢胞	
側方性歯周嚢胞とブドウ状歯原性嚢胞	
歯肉嚢胞	
腺性歯原性嚢胞	
石灰化歯原性嚢胞	
正角化性歯原性嚢胞	
鼻口蓋管嚢胞	

（文献5）より改変）

資料2　唾液腺腫瘍の組織学的分類（WHO，2017年）

悪性腫瘍
粘表皮腫
腺様嚢胞癌
腺房細胞癌
多型腺癌
明細胞癌
基底細胞腺癌
導管内癌
腺癌，NOS
唾液腺導管癌
筋上皮癌
上皮－筋上皮癌
多形腺腫由来癌
分泌性癌
脂腺癌
癌肉腫
低分化癌
未分化癌
大細胞神経内分泌癌
小細胞神経内分泌癌
リンパ上皮癌
扁平上皮癌
オンコサイト癌
悪性度不明
唾液腺芽腫
良性腫瘍
多形腺腫
筋上皮腫
基底細胞腺腫
Warthin 腫瘍
オンコサイトーマ
リンパ腺腫
嚢胞腺腫
乳頭状唾液腺腫
導管乳頭腫
脂腺腺腫
細管状腺腫　及び　他の導管腺腫

（文献5）より改変）

資料3　TNM分類（UICC，第8版，2017）

口唇および口腔

本分類は小唾液腺を含む口唇赤唇部と口腔の癌腫のみに適用する．組織学的確証がなくてはならない．

① T分類——原発巣

TX：原発腫瘍の評価が不可能
T0：原発腫瘍を認めない
Tis：上皮内癌（carcinoma in situ）
T1：最大径が2cm以下の腫瘍かつ5mm以下の浸潤深さ
T2：最大径が2cm以下の腫瘍かつ5mmを超え10mm以下の浸潤深さ，または最大径が2cmを超えるが4cm以下の腫瘍かつ浸潤深さ10mm以下
T3：最大径が4cmを超える腫瘍または浸潤深さが10mmを超える
T4：隣接組織に浸潤する（歯肉を原発巣とし，骨および歯槽にのみ表在性びらんが認められる症例はT4としない）
T4a（口唇）：腫瘍が骨皮質，下歯槽神経，口腔底，顔面の皮膚（オトガイや鼻）に浸潤する腫瘍
T4a（口腔）：腫瘍が下顎骨や上顎洞の皮質骨を破り浸潤するもの，顔面皮膚に浸潤するもの
T4b（口唇・口腔）：咀嚼筋間隙，翼突板，または頭蓋底に浸潤する腫瘍，または内頸動脈を全周性に取り囲む腫瘍

② N分類——所属リンパ節への転移

NX：所属リンパ節の評価が不可能
N0：所属リンパ節転移なし
N1：同側の単発性リンパ節転移で最大径が3cm以下ただし節外浸潤なし
N2：節外浸潤がない以下のリンパ節転移
N2a：同側の単発性リンパ節転移で最大径が3cmを超えるが6cm以下
N2b：同側の多発性リンパ節転移で最大径が6cm以下
N2c：両側または対側のリンパ節転移で最大径が6cm以下
N3a：節外浸潤がない最大径が6cmを超えるリンパ節転移
N3b：節外浸潤を伴う1つまたは複数のリンパ節転移
注：正中線のリンパ節は対側リンパ節と考える．

③ M分類——遠隔転移

MX：遠隔転移の評価が不可能
M0：遠隔転移なし
M1：遠隔転移あり

④病期分類

0期	Tis	N0	M0
I期	T1	N0	M0
II期	T2	N0	M0
III期	T1, T2	N1	M0
	T3	N0, N1	M0
IV期A	T1, T2, T3	N2	M0
	T4a	N0, N1, N2	M0
IV期B	T4b	Nに関係なく	M0
	Tに関係なく	N3	M0
IV期C	T, Nに関係なく		M1

（文献6）より）

資料4　頸部リンパ節の名称と分類

(文献7) より)

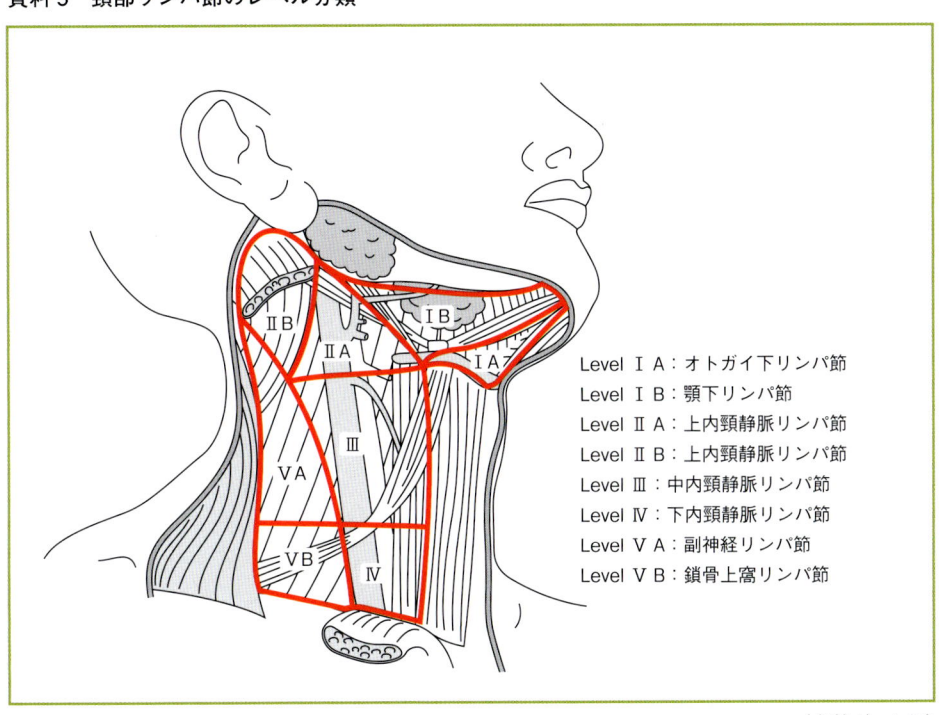

資料5　頸部リンパ節のレベル分類

Level ⅠA：オトガイ下リンパ節
Level ⅠB：顎下リンパ節
Level ⅡA：上内頸静脈リンパ節
Level ⅡB：上内頸静脈リンパ節
Level Ⅲ：中内頸静脈リンパ節
Level Ⅳ：下内頸静脈リンパ節
Level ⅤA：副神経リンパ節
Level ⅤB：鎖骨上窩リンパ節

(文献1) より)

文　献

1) 白砂兼光, 古郷幹彦編：口腔外科学　第3版. 医歯薬出版, 東京, 2010.
2) 日本口腔腫瘍学会, 日本口腔外科学会編：科学的根拠に基づく口腔癌診療ガイドライン 2009年度版. 金原出版, 東京, 2009.
3) 白砂兼光：悪性腫瘍. 九州大学歯学部口腔外科学第2講座25年間の歩み, 九州大学歯学部口腔外科学第2講座, 2002.
4) 田上　正：AIDSの口腔粘膜病変. 病理と臨床, 26（6）：603〜609, 2008.
5) El-Naggar AK, Chan JKC, Grandis JR, Takata T, Slootweg PJ（Eds）：WHO Classification of Head and Neck Tumours (4th ed). IARC press, Lyon, 2017.
6) Brierley JD, Gospodarowicz MK, Wittekind C：UICC TNM Classification of malignant tumours, 8th ed. Wiley-Blackwell, Hoboken, 2016.
7) 日本癌治療学会編：日本癌治療学会リンパ節規約. 金原出版, 東京, 2002.
8) 日本頭頸部癌学会編：頭頸部癌取り扱い規約　第4版. 金原出版, 東京, 2005.
9) 白砂兼光：最近7年間の悪性腫瘍患者の動態（1986年1月〜1992年12月までの臨床統計）. 松矢篤三教授7年間のあゆみ―研究業績集（1986〜1992）, 大阪大学歯学部口腔外科学第1講座, 1994.

索 引

和文索引

あ

アトピー性口唇炎 *62*
アドヘレンスジャンクション *5*
アフタ *7, 13, 51*
アフタ様潰瘍 *54*
アレルギー性口内炎 *10*
アレルギー性紫斑病 *26*
悪液質 *20*
悪性 *20*
悪性黒色腫 *7, 8, 10, 29, 38, 46*
悪性腫瘍 *13*
悪性線維性組織球腫 *39*
悪性唾液腺腫瘍 *29, 37*
悪性度 *vii*
悪性貧血 *13, 59*
悪性リンパ腫 *10, 13, 29, 38*

い

イニシエーション *65*
異角化 *4*
異形上皮 *74*
異調染色 *76*
移植片対宿主病 *72*
萎縮 *12, 13*
萎縮性表皮水疱症 *66*
遺伝性歯肉線維腫症 *63*
溢血斑 *8*
糸状乳頭 *3, 59*

う

ウイルス性口内炎 *7, 10, 13*

え

エプーリス *10, 63*
エンテロウイルス *56*
壊死性潰瘍性口内炎 *13, 49*
壊疽性潰瘍性歯肉炎 *38*
壊疽性口内炎 *49*
栄養障害型先天性表皮水疱症 *58*
円板状エリテマトーデス *66*
炎症 *7*
炎症性疾患 *10*
炎症性肉芽 *13*
遠隔転移 *46*

か

カタル性炎 *13*
カタル性口内炎 *7, 49*
カフェオレ様色素斑 *48*
ガマ腫 *10, 40*
カンジダ菌 *45*
カンジダ症 *42, 45*
カンジダ性白板症 *45*
下顎区域切除 *67*
　　　――術 *viii*
下顎隆起 *28*
化学療法 *67*
火傷 *10, 13*
可動部粘膜 *4*
過角化 *4*
過形成 *25*
過誤腫 *25, 46*
顆粒細胞層 *4, 74*
顆粒状 *ix, 13, 31*
　　　――腫瘤 *31*
　　　――白斑 *34*
海綿状血管腫 *26*
海綿状リンパ管腫 *26*
潰瘍 *vi, 13, 14*
潰瘍形成 *31*
潰瘍性口内炎 *7*
外陰部潰瘍 *52*
外向性腫瘍 *34*
外向性増殖 *31*
外向性増殖様式 *33*
外骨症 *28*
外部照射法 *69*
外来性色素 *7, 8*
　　　――沈着 *7, 48*
　　　――沈着症 *47*
角化 *8*
角化異常 *4*
角化亢進 *7, 33*
角化性病変 *42*
角質層 *4*
顎下リンパ節 *83*
顎骨骨髄炎 *71*
顎骨壊死 *69, 71*
顎骨腫瘍 *28*
間葉性腫瘍 *20*
感染症 *72*
癌化の危険性 *34*
癌腫 *20*
癌性潰瘍 *13, 14*
癌の初期症状 *8*
顔面神経の帯状疱疹 *55*
顔面神経麻痺 *55, 61*

き

ギャップジャンクション *5*
基底細胞層 *4*
基底膜 *4*
　　　――との接着分子 *58*
基底膜分子 *58*
偽膜 *12, 14, 45*
義歯性線維腫 *25*
臼後部 *34*
急性萎縮性 *45*
急性偽膜性 *13*
　　　――カンジダ症 *45*
巨細胞性エプーリス *63*
巨赤芽球性貧血 *59*
巨大舌 *61*
頬粘膜癌 *34*
頬部膿瘍 *10*
棘細胞融解 *57*
棘融解性 *56*

く

グロコット染色 *45*

け

ケラトヒアリン顆粒 *4*
外科療法 *67*
頸部リンパ節 *83*
頸部郭清術 *viii, 69*
血管奇形 *10, 26*
血管腫 *7, 10, 22, 26*
血管腫性エプーリス *63*
血管神経性浮腫 *62*
血行性転移 *21*
血色素 *6*
血腫 *7, 27*
血小板減少性紫斑病 *8*
血漿 *62*
結核性腫瘍 *13*
血友病 *26*
嫌気性菌感染 *49*

こ

コクサッキーウイルス *56*
コプリック斑 *56*
固定疹 *7, 53*
紅斑性カンジダ症 *45*
口蓋ヒダ *2*
口蓋癌 *35*
口蓋垂 *2*
口蓋舌弓 *2, 3*

85

口蓋扁桃 2, 3
口蓋隆起 28
口角びらん症 62
口腔カンジダ症 42
口腔ケア 70
口腔がん 29
　　──の転移 21
口腔乾燥症 13, 42, 59, 69, 71, 72
口腔管理 73
口腔癌の亜部位分類 30
口腔紅板症 42
口腔底癌 34
口腔粘膜炎 69, 70
口腔粘膜下線維腫症 67
口腔梅毒 13
口腔白板症 42
口腔扁平上皮癌 29
口腔毛様白板症 7, 42
口唇ヘルペス 54
口唇癌 34
口内炎 70
光線口唇炎 61
抗がん薬 69
咬合縫線 15
後柱 2
紅暈 51
紅色肥厚症 42
紅斑 6, 8, 31, 34, 44
紅斑混在型 42
　　──白板症 31
紅斑性カンジダ症 45
紅斑性天疱瘡 56
紅板症 7, 13, 42
高度上皮異形成 42
喉頭蓋 3
硬結 vi, 9, 33
硬口蓋癌 36
溝状舌 59, 60
国際対がん連合 iv
黒毛舌 59, 60
骨芽細胞腫 28
骨関連腫瘍 22
骨腫 28
骨髄移植 72
　　──合併症 72
骨軟骨腫 28
骨肉腫 28, 39
骨膨隆 28
骨隆起 28

さ

サテライト病変 46
再建術 xi, 68
再生不良性貧血紫斑病 26

再発 vii
再発性アフタ 13, 51
細胞外マトリックス 4
細胞診 77
細胞接着 4
錯角化 4, 44
擦過細胞診 78
三叉神経の帯状疱疹 55
三叉神経節 54

し

シェーグレン症候群 13, 62
しこり vi
　　──形成 9
刺激性線維腫 25
脂肪腫 22, 27
歯原性 40
歯原性腫瘍 20, 22, 28
　　──の分類 80
歯性感染症 72
歯肉癌 viii, x, 35, 36
歯肉線維腫症 10, 63
紫斑 6, 8, 26, 27
耳下腺乳頭 2
自己抗体 56
自己免疫性水疱病変 56
茸状乳頭 3
色素性乾皮症 66
色素性母斑 46
色素斑 6, 8, 25, 46
腫瘍 20
　　──悪性度 20
腫瘍浸潤 10
腫瘤 9
充血 7
充実性 11
充填物金属 47
出血性素因 7, 8
初期癌 v, 8, 32
所属リンパ節 69
小アフタ 51
小血管拡張 7
小水疱 10, 11, 55
小線源治療法 69
小唾液腺腫瘍 24
猩紅熱性口内炎 50
上顎洞癌 29, 37
上皮異形成 67
上皮異形部 v
上皮下水疱 10
上皮細胞接着装置 5
上皮内癌 42, 66, 67
上皮内腫瘍 67
上皮内水疱 10

上皮肥厚 10
静脈性血管奇形 26
触診 15
褥瘡性潰瘍 12, 13, 14
神経系腫瘍 10, 22
神経症状 ix, 28
神経鞘腫 22
神経浸潤 21
神経線維腫 22, 25
　　──症 22, 25
浸潤 46
　　──癌 66
　　──機構 21
深頸リンパ節 83
診察法 15
　　──頬粘膜 15
　　──口蓋 17
　　──口唇 15
　　──口腔底 17
　　──歯肉 16
　　──舌 16
　　──舌下面 17
　　──舌縁 17
　　──舌乳頭 16
滲出性炎 49
尋常性天疱瘡 56

す

水痘ウイルス 55
水疱 10, 11, 53, 56
水疱性疾患 13
水疱性類天疱瘡 58
水疱病変 11

せ

正中菱形舌炎 59, 60
生検術 77
生体染色 77
生理的色素沈着 46
脊髄後根神経節 54
切歯乳頭 2
接触性口唇炎 61
節外性リンパ腫 38
舌下ヒダ 2
舌下小丘 2
舌苔 59, 60
舌背 4, 16
舌縁 29
舌縁の白板症 42
舌癌 34
舌乳頭 3
舌乳頭肥大 42
舌扁桃 3

索 引

先天性エプーリス *63*
先天性表皮水疱症 *10, 58*
腺腫 *22*
腺性口唇炎 *62*
腺様嚢胞癌 *21, 24, 35*
線維腫 *10, 22, 25*
線維性エプーリス *63*
線維性骨異形成症 *28*
前癌状態 *65*
前癌病変 *42, 65*
前柱 *2*

そ

組織壊死を伴うもの *13*
組織検査 *77*
双指診 *15*
増殖性天疱瘡 *56*
増殖性疣贅白板症 *66*
増殖様式 *31*

た

ターンオーバー *vi*
ダイランチン性歯肉増殖症 *63*
多形滲出性 *7*
　　──紅斑 *53*
多形腺腫 *24, 35*
多段階発がん説 *65*
唾液腺腫瘍 *10, 22, 24, 34, 35*
　　──の組織学的分類 *81*
体液 *11*
帯状疱疹 *55*
　　──ウイルス *55*
大アフタ *51*
単純切除 *v*
単純ヘルペスウイルス1型 *54*

ち

地図状舌 *7, 13, 59, 60*
治癒不全 *viii*
中毒性表皮壊死融解症 *53*
貯留嚢胞 *40*

て

デスモソーム *5, 56*
手足口病 *56*
鉄欠乏症 *66*
鉄欠乏性貧血 *13, 59*
天疱瘡 *10, 11*
点状出血 *8, 26*
転移 *vii, 46*
転移癌 *29, 37*

転移機構 *21*

と

トルイジンブルー生体染色法 *76*
特発性血小板減少性紫斑病 *26*

な

内向性癌 *34*
内向性腫瘍 *34*
内向性増殖 *vi, 31*
　　──様式 *33*
内出血 *7, 8*
内部照射 *71*

に

ニコチン性口内炎 *7, 42*
肉芽腫性エプーリス *63*
肉芽腫性口唇炎 *61*
肉芽様 *13*
肉芽様腫瘤 *viii, x, 28, 31, 34*
肉腫 *10, 13, 20, 29, 39*
乳頭腫 *10, 13, 22*
乳頭腫症 *22, 35, 42*
乳頭状過形成 *13, 22*
乳頭状腫瘤 *34*

ね

粘液溢出嚢胞 *40*
粘液嚢胞 *10, 40*
粘液瘤 *10, 40*
粘表皮癌 *24, 35*
粘膜可動部 *2*
粘膜の肥厚 *8*

の

膿疱 *11*
膿瘍 *11*
嚢胞 *10, 11, 40*
嚢胞状リンパ管腫 *26*

は

パパニコロウのクラス分類 *79*
波動 *9*
肺転移 *21*
梅毒 *67*
白色の線状模様 *44*
白色海綿状母斑 *7*
白色病変 *42*
白苔 *45*

白斑 *6, 8, 31*
白斑・紅斑混在型 *34*
白板症 *v, 7, 13, 42*
白毛舌 *59, 60*
剝離性口唇炎 *61*
発生部位 *30*
花キャベツ様 *31, 34*
　　──腫瘤 *31, 33*
半球状腫瘤 *24*
半側切除 *67*
斑 *6*
斑状出血 *8, 26*
瘢痕 *12*

ひ

ヒダントイン性 *63*
ヒトパピローマウイルス *65*
ビタミンB_2欠乏症 *13*
ビタミンB欠乏症 *62*
びらん *13, 31, 56*
び漫性出血 *8, 26*
び漫性の腫脹 *9*
肥大 *9*
被苔 *57*
表在性癌 *32, 34*
表在性増殖 *31*
病期 *iv*
病期分類 *67*

ふ

フォーダイス斑 *15*
プロモーション *65*
不均一 *66*
不動部 *2*
部分切除 *67*
噴火口様潰瘍 *14, 31, 34*
噴火口様の癌性潰瘍 *33*
分界溝 *3*

へ

ヘミデスモソーム *5*
ヘルパンギーナ *56*
ヘルペス性歯肉口内炎 *54*
ベーチェット病 *13, 52*
ベドナーアフタ *12, 13*
平滑筋腫 *22, 27*
平滑舌 *59, 60, 71*
扁桃 *3*
扁桃腺 *2*
扁平上皮癌 *10, 13, 29*
扁平上皮細胞 *22*
扁平上皮由来腫瘍 *13*

ほ

ポリープ *9, 10, 25*
ポリープ様 *33*
放射線障害 *70*
放射線性口内炎 *13, 70*
放射線性組織壊死 *13*
放射線療法 *67*

ま

麻疹 *56*
慢性萎縮性カンジダ症 *13, 45*
慢性再発性アフタ *52*
慢性肥厚性カンジダ症 *45*

み

味覚障害 *70*

め

メタクロマジー *76*
メラニン *6*
メラニン色素 *7, 8, 46*
――沈着症 *7*
眼のぶどう膜炎 *52*
免疫療法 *67*

も

毛細リンパ管腫 *26*
毛舌症 *7*
網状の白色模様 *44*

や

薬疹 *53*
薬物性口内炎 *7, 13*
薬物性歯肉増殖症 *10, 63*
薬物性組織壊死 *13*

ゆ

癒着 *31*
有郭乳頭 *3*
有棘細胞層 *4*
有茎性 *64*
有茎性腫瘍 *9, 10, 25, 33*
疣状 *42*
疣状白板症 *31*
疣贅型黄色腫 *10, 22, 27*
疣贅性癌 *13, 22, 35, 36*

よ

ヨード・グリセリン溶液 *74*
ヨード生体染色法 *74*
ヨード不染部 *75*
葉状乳頭 *3*
溶血性レンサ球菌感染症 *50*

ら

落葉性天疱瘡 *56*

り

リガ・フェーデ病 *12, 13*
リンパ管腫 *10, 22*
リンパ球の帯状浸潤 *44*
リンパ行性転移 *21*
良性 *20*
良性粘膜類天疱瘡 *58*

る

ルゴール液 *74*
ルゴール不染部 *v*
ルンペルレーデ試験 *27*
類天疱瘡 *10, 11*
類皮様嚢胞 *10*
類表皮嚢胞 *40*

わ

ワルダイエル咽頭輪 *3*

数字・欧文索引

5年生存率 *iv*
Addison 病 *7, 47*
AIDS *45*
Bednar アフタ *12, 13*
Behçet 病 *13, 52*
Blandin-Nuhn 嚢胞 *40*
Candida albicans *45*
C 型肝炎ウイルス感染 *44*
EB ウイルス感染 *65*
field cancerization *65*
graft-versus-host disease *72*
GVHD *72*
HIV 感染者 *42*
Hunter 舌炎 *59*
IgG の沈着 *57, 58*
Melkerson-Rosenthal 症候群 *61*
mucocele *40*
Nikolsky 現象 *58*
oral florid papillomatosis *22*
Osler 病 *26*
Papanicolaou *79*
Peutz-Jeghers 症候群 *7, 47*
Plummer-Vinson 症候群 *59*
Quincke 浮腫 *10, 62*
Ramsay Hunt 症候群 *55*
ranula *40*
Riga-Fede 病 *12, 13*
Rumpel-Leede 試験 *27*
Schwann 細胞 *25*
Sjögren 症候群 *13, 62*
Stage *iv, 67*
Stevens-Johnson 症候群 *53*
TNM 分類 *iv, 67, 82*
UICC *iv, 29, 67*
von Recklinghausen 病 *7, 25, 47, 48*
von Willebrand 病 *26*

【編著者略歴】

白砂 兼光
- 1970年　大阪歯科大学卒業
- 1987年　大阪大学歯学部助教授
- 1995年　九州大学歯学部（現大学院）教授
- 2009年　九州大学名誉教授
　　　　　広島大学大学院特任教授
- 2011年　大阪労災病院にて口腔粘膜外来を開設

【著者略歴】

杉浦 剛
- 1991年　大阪大学歯学部卒業
- 1995年　大阪大学大学院修了
- 1997年　英国バーミンガム大学CRC癌研究所研究員
- 1999年　九州大学歯学部助手
- 2007年　九州大学歯学部講師
- 2013年　九州大学歯学部准教授
- 2014年　鹿児島大学歯学部教授

歯科医院でみる
口腔がん 早期発見ガイドブック　　ISBN978-4-263-44358-3

2012年3月10日　第1版第1刷発行
2017年10月20日　第1版第2刷発行

　　　　　　　　　　　編著者　白　砂　兼　光
　　　　　　　　　　　発行者　白　石　泰　夫
　　　　　　　　　　　発行所　医歯薬出版株式会社

〒113-8612　東京都文京区本駒込1-7-10
TEL.(03)5395—7638(編集)・7630(販売)
FAX.(03)5395—7639(編集)・7633(販売)
https://www.ishiyaku.co.jp/
郵便振替番号 00190-5-13816

乱丁，落丁の際はお取り替えいたします　　印刷・あづま堂印刷／製本・愛千製本所
© Ishiyaku Publishers, Inc., 2012. Printed in Japan

本書の複製権・翻訳権・翻案権・上映権・譲渡権・貸与権・公衆送信権（送信可能化権を含む）・口述権は，医歯薬出版(株)が保有します．
本書を無断で複製する行為（コピー，スキャン，デジタルデータ化など）は，「私的使用のための複製」などの著作権法上の限られた例外を除き禁じられています．また私的使用に該当する場合であっても，請負業者等の第三者に依頼し上記の行為を行うことは違法となります．

JCOPY ＜(社)出版者著作権管理機構 委託出版物＞
本書をコピーやスキャン等により複製される場合は，そのつど事前に(社)出版者著作権管理機構（電話 03-3513-6969，FAX 03-3513-6979，e-mail : info@jcopy.or.jp）の許諾を得てください．